ISBN 978-88-95594-12-5

Progetto di Copertina
Marco Mussoni - Digital Design
immagine © iStockphoto

Casa Editrice Vitanova - MIR EDIZIONI
Via Montelupo, 147 - 50025 Montespertoli (Fi) Italy
Tel. 0571 671106 - Fax 0571 675835
e-mail: info@miredizioni.it
http://www.miredizioni.it

Finito di stampare da Grafiche San Donato nel mese di *marzo 2009*

DR. PHILIPPE LAGARDE

VIVERE MEGLIO E PIÙ A LUNGO

LA BASE DELLA PREVENZIONE DELLE MALATTIE E DELL'INVECCHIAMENTO

M.I.R.
EDIZIONI

Prefazione

Molti miei colleghi medici ritengono che rivolgersi al grande pubblico per parlare di medicina sia una cosa alquanto complicata e pericolosa. È vero che i meccanismi biologici del corpo umano sono così numerosi, così sorprendenti e certamente ancora poco conosciuti, per cui a prima vista sembra difficile far comprendere i processi che sfociano nella malattia a chi non ha fatto studi di medicina. Tuttavia, non condivido affatto questa opinione che definirei antiquata e leggermente velata di orgoglio. Da una parte, è finita l'epoca in cui i medici si rivolgevano ad analfabeti, dall'altra non sono affatto convinto che una laurea in medicina sia sinonimo di intelligenza e di logica, anche se costituisce una certa garanzia di conoscenza. Sono certo invece che i lunghi anni trascorsi sui banchi della facoltà abbiano portato molto spesso alla formazione di medici "robotizzati", prigionieri di un sistema, che non possiedono più né personalità né apertura mentale.

Sono fermamente convinto che far capire ad un pubblico motivato nozioni di biologia, di chimica e di fisica non sia un'impresa folle. È una cosa di fondamentale importanza, se vogliamo migliorare la prevenzione delle malattie e insegnare alla popolazione come conservare la salute. In questi ultimi anni sono state acquisite conoscenze immense (definite progressi).

Tuttavia, più il nostro sapere avanza, più perdiamo la nozione di buon senso e il rispetto della vita e della natura. Paracelso, alchimista e medico svizzero, aveva espresso questa profezia nel 1540: "Al di fuori della chimica, brancolerete nelle tenebre". Le tenebre sono i prodotti transgenici, i bambini in provetta, le clonazioni selvagge, ecc.

Più analizziamo il problema dall'alto, più ci rendiamo conto che la maggior parte delle malattie avrebbe potuto essere evitata o ritardata con mezzi semplici che la natura ha messo a nostra disposizione da moltissimo tempo.

Il più antico sogno dell'umanità è vivere molto più a lungo ed in perfetta salute.

Il desiderio di immortalità fisica risale alla notte dei tempi. Più di 5000 anni fa, il re sumero Gilgamesh scoprì il segreto dell'immortalità.

Si trattava di un'alga marina. Tuttavia, essendosi distratto, se la fece rubare da un serpente e dovette rassegnarsi alla propria condizione di creatura mortale. Ai nostri giorni gli esperti sono categorici: con un po' di fortuna è possibile vivere fino a 120 anni adottando misure drastiche ma semplici e alla portata di tutti. L'invecchiamento è un processo biologico inesorabile e la sopravvivenza massima non sembra poter aumentare. Buffon, il grande naturalista del XVIII secolo, dava prova di rara lungimiranza quando scriveva: "nulla può modificare le leggi fisse che regolano il numero dei nostri anni". In altre parole, se non possiamo far aumentare la durata massima della vita, possiamo gestire la nostra vita, la nostra salute, e possiamo vivere il più a lungo possibile. Per vincere il tempo e le malattie, l'uomo possiede un'arma straordinaria di cui tuttavia non si serve. Si tratta semplicemente dell'alimentazione, che oggi possiamo definire ***Nutriterapia.*** Un uomo di 60 anni ha assunto circa 70.000 pasti nel corso della propria vita. Possiamo immaginare le carenze, e quindi i disturbi e le malattie che possono derivarne se la sua alimentazione è poco equilibrata o tossica. Perché, allora, l'uomo rifiuta di utilizzare una medicina naturale, alla portata di tutti, antica come il mondo?

È troppo facile rispondere, con tono fatalista: "è il prezzo che l'uomo deve pagare alla propria civiltà". La "civiltà" ha molti difetti, ma a mio avviso non quello della stupidità. La spiegazione va ricercata in tre ordini di motivi.

Il primo, quello più importante, è la debolezza. Con rare eccezioni, l'uomo non sa resistere al piacere. Ebbene, molte cose nefaste veicolano il piacere.

Il secondo è purtroppo il profitto. Le catene alimentari della nostra "civiltà" non si preoccupano affatto della salute dei consumatori nonostante tutte le belle parole che profondono quando vengono prese con le mani nel sacco. Gli esempi, quelli più riportati dai mass media, della mucca pazza e dei cibi transgenici sono solo la punta dell'iceberg di cui non conosceremo mai la profondità sotto la superficie dell'acqua.

Il terzo è l'informazione ed i suoi limiti. L'informazione si scontra con un nemico implacabile e potente: la controinformazione. Creata dai grandi trust agroalimentari, dai laboratori farmaceutici, dalla ricerca a tutto campo, la controinformazione monopolizza la maggior parte dei mass media e non esita a trasformare i risultati dei lavori scientifici e ad intervenire direttamente sulle politiche sanitarie. E, in ultima analisi, se scoppia lo scandalo, si difende semplicemente rispondendo: "*non ne avete la prova*".

Basteranno alcuni esperti internazionali che, come per caso, confermeranno che non si poteva prevedere e che non si può fermare il progresso con semplici supposizioni. Se le prove esistono, i lavori pubblicati verranno eliminati con discrezione. Citeremo un certo numero di esempi.

L'uomo in generale e gli scienziati in particolare giocano con i principi fondamentali della natura come apprendisti stregoni. Non prestano alcuna attenzione agli avvertimenti delle rare persone sensate che esistono tra di loro. Negano un precetto fondamentale che Leonardo da Vinci aveva già formulato: "*La natura non viola mai le proprie leggi*". La natura sarà più forte della scienza dell'uomo. Se un giorno non fosse più così, sarebbe vicina la fine dell'umanità. Ma questa natura calpestata rischia di ritorcersi contro coloro che la maltrattano e di far pagare a caro prezzo la loro follia. Purtroppo, le conseguenze ricadranno sulle generazioni future.

Per lo scienziato esiste un paradosso inspiegato. Contrariamente ad altri animali, l'organismo dell'uomo non è in grado di sintetizzare le sostanze definite essenziali: vitamine, minerali e oligoelementi, acidi grassi. L'uomo primitivo, che si nutriva di radici, frutti, larve e pesci, ne trovava in grande abbondanza. Ai nostri giorni l'ambiente, lo stile di vita, e probabilmente l'organismo dell'essere umano, si sono evoluti profondamente. Un'alimentazione non equilibrata, prodotti impoveriti da tecniche agricole cosiddette industriali e contenenti un numero sempre crescente di sostanze artificiali sedicenti innocue, ingredienti denaturati, talvolta arricchiti di vitamine sintetiche di moda ma in proporzione generalmente non equilibrata, tutto questo fa si che la popolazione si ritrovi carenzata di questi elementi essenziali. "Basta che una carenza, seppur minima, si perpetui negli anni e appariranno danni irreversibili e malattie. Ah! Quanti disturbi e quindi quante sofferenze potrebbero essere facilmente evitati!" (Jean Dausset, Premio Nobel per la medicina). Seguite i consigli che troverete mano a mano in questo libro ed eviterete non pochi dei mali che affliggono quotidianamente l'uomo moderno. Rallenterete il processo di invecchiamento, correggerete le carenze e di conseguenza riuscirete a prevenire alcuni disturbi metabolici e malattie. Potrete inoltre rafforzare le difese immunitarie ed aumentare le capacità fisiche e intellettuali. Vi invito dunque a seguirmi nel mondo delle vitamine e delle altre sostanze indispensabili al nostro organismo, nell'universo ancora inesplorato delle piante, fonte naturale di questi elementi.

Questo libro è dedicato ad ogni consumatore attento, curioso, desideroso di informarsi, attivo ed intraprendente, che si pone molti interrogativi sui rischi alimentari, che cerca la propria strada verso una giusta nutriterapia.

Sarebbe facile o, se preferite, banale, iniziare trascinandovi immediatamente in un repertorio alfabetico delle vitamine, addobbato da schemi di formule colorite, infiorato di nomi che incutono soggezione ma rimangono pur sempre barbari e incomprensibili per la maggior parte dei comuni mortali. Non credo sia questo il tipo di informazioni che cercate e, se così fosse, basterebbe consultare un testo di chimica o un dizionario.

No, la riflessione che tutti facciamo prima o poi, senza eccezioni, dopo aver letto la stampa, ascoltato la televisione, parlato con gli amici tra cui c'è sempre qualche vegetariano convinto ma tormentato, ed avere infine ottenuto risposte evasive dal nostro medico, è la seguente: "È tutto bello, ma in definitiva che cosa bisogna fare?". Ebbene, contrariamente alle abitudini, iniziamo proprio da questo!

Per prima cosa, non bisogna invecchiare. Bene! Non crediate che io vi stia vendendo l'elisir dell'eterna giovinezza. L'invecchiamento è ineluttabile. Tuttavia possiamo rallentarlo, se non addirittura sospenderne gli effetti per un certo tempo. Qual'è la soluzione? Lottare contro temibili nemici, i ***radicali liberi.*** Per combatterli efficacemente occorre imparare a conoscerli e capire come agiscono. In seguito, sarà facile proteggersi dai loro attacchi.

Secondo, "la salute si gioca a livello cellulare". Il corpo umano è costituito da miliardi di cellule, ognuna delle quali svolge una funzione precisa contribuendo a quell'equilibrio che va sotto il nome di "buona salute". La scienza ha impiegato fin troppo tempo a capire un punto essenziale: l'importanza del ruolo della *membrana cellulare.* La cellula ed i suoi componenti complessi, che spesso vengono paragonati a fabbriche (nucleo, organuli vari), possono produrre, lavorare, trasmettere, ricevere, mangiare e respirare correttamente solo se questa è in buono stato. La soluzione?

Quando vi avrò spiegato che la "forma" della membrana cellulare dipende dalla quantità degli oli (*acidi grassi poliinsaturi*) che la costituiscono, avrete già capito tutto.

In terzo luogo, l'alimentazione dovrebbe fornirci quegli elementi indispensabili che sono le vitamine, i minerali e oligoelementi, gli aminoacidi, gli acidi grassi e molte altre sostanze in quantità sufficiente. Così non è più, tuttavia, per molteplici motivi che analizzeremo successivamente. Malgrado le loro reticenze, i medici "conservatori" e gli enti governativi debbono attualmente arrendersi ed accettare questo dato di fatto taciuto per troppo tempo. Qual'è la soluzione? L'uso sistematico di *integratori nutrizionali* divenuto obbligatorio. Certo, occorre saperli dosare e scegliere, dato che nella giungla del business degli integratori alimentari, la qualità e la trasparenza diventano sempre più rare. Vi aiuteremo a cavarvela.

In quarto luogo, "bisogna fare pipì o morire". Questo famoso detto non è altro che una verità espressa in modo rude. Potremmo aggiungere: "e per fare pipì bisogna bere acqua".

Per una volta, tutti i medici e gli scienziati si trovano d'accordo: bisogna bere almeno 1 litro e mezzo d'acqua al giorno. Se per caso non ne foste al corrente, sappiate che il vostro corpo è composto per il 70% di acqua! Essa rappresenta l'elemento essenziale per l'eliminazione dei rifiuti, il trasporto e la diffusione di vitamine e minerali. Ma noi stiamo parlando di acqua pura, quella che scorreva e sgorgava dalle sorgenti della terra non ancora inquinata dalla civiltà e dai suoi "progressi". Quella che esce dal rubinetto di casa vostra, anche se ha il marchio "potabile", non possiede più le caratteristiche necessarie per garantire la vostra salute. La soluzione? Esistono ancora delle acque, poche peraltro, che soddisfano condizioni accettabili dal punto di vista fisico, chimico, batteriologico ed energetico.

Avete letto bene. Una buona acqua non è soltanto un'acqua batteriologicamente pura, ma un'acqua che possiede qualità precise. Vi spiegheremo tutto questo.

In quinto luogo, sempre nella stessa ottica, pensare sempre all'igiene del proprio organismo. Ciò significa fare movimento, respirare aria pura, evitare tabacco e alcolici, ma anche usare i farmaci chimici solo in casi eccezionali e riservarli alle malattie gravi. Il mondo delle piante è a vostra disposizione e la fitoterapia vi permetterà spesso di guarire dai piccoli disturbi quotidiani che affliggono l'uomo o la donna "moderni", aggettivo denso di significato ...

IL NEMICO NUMERO UNO: I RADICALI LIBERI

CHI SONO?

La materia vivente è costituita da molecole che, come sapete, sono a loro volta formate da atomi circondati da elettroni. Questi elettroni sono generalmente appaiati. Esistono atomi o frammenti di molecole che hanno un *elettrone spaiato*. È proprio tale anomalia che determina un *radicale libero*. Di conseguenza, quest'ultimo ha la caratteristica di essere molto instabile. L'ossigeno è alla base dei principali radicali liberi, ed è un paradosso in quanto l'uomo ha un assoluto bisogno di questo gas per vivere. Senza addentrarci in dettagli troppo complessi, sappiate che esistono 4 tipologie principali di radicali liberi:

- Lo ione superossido, che è fabbricato dall'organismo al momento della produzione di energia oppure come strumento di difesa contro talune aggressioni quali allergie o infezioni. È prodotto da alcuni globuli bianchi (macrofagi, neutrofili, monociti). Una volta vinta la battaglia contro l'agente aggressore, questi ultimi interrompono la loro produzione. In un organismo sano, lo ione superossido è generalmente ben controllato dall'enzima superossido dismutasi, come vedremo in seguito.
- Il radicale idrossile è molto più pericoloso e costituisce la principale causa dei danni che si producono nelle nostre cellule con l'avanzare dell'età e nel corso di malattie infiammatorie e degenerative. È in grado di provocare la distruzione parziale o totale dei geni, delle varie molecole, delle proteine, degli acidi grassi, delle vitamine, ecc. È lui il nemico numero uno. Deriva dall'errato controllo del ferro e del rame, ma può anche essere prodotto dalle radiazioni ionizzanti di origine naturale o umana.
- Il perossinitrito, temibile quanto il radicale idrossile. Si forma quando lo ione superossidasi incontra derivati nitrati. Si fissa alle proteine ed ai geni che deforma e danneggia.
- L'ossigeno singoletto non è esattamente un radicale libero ma è assimilabile a questi ultimi. Deriva dall'azione del sole (ultravioletti) e delle radiazioni ionizzanti. Attacca il collagene, ossia la proteina che rappresenta il principale costituente dei tessuti connettivi e quindi del tessuto sottocutaneo. È lui il responsabile delle rughe della pelle.

SONO UTILI O NOCIVI?

Anche in questo caso, ci troviamo in un totale paradosso. L'organismo è aggredito e continuamente danneggiato dai radicali liberi che sono responsabili dell'invecchiamento e probabilmente di molti disturbi e malattie. E tuttavia, per sopravvivere, il corpo umano ha bisogno di questi ultimi. In realtà, risulta quindi impossibile evitare la produzione di radicali liberi ed il nostro obiettivo è mantenere intatti i mezzi che consentono di regolarne la produzione, di sfruttare i meccanismi di eliminazione e quindi di equilibrare le loro azioni positive e negative per l'organismo.

Il nostro organismo sfrutta la capacità distruttiva dei radicali liberi per combattere i nemici esterni (virus o batteri) o per scindere la molecola di Ossigeno e poterla dunque utilizzare.

D'altro canto, i radicali liberi svolgono anche un'altra funzione particolarmente importante: controllano le contrazioni del tessuto liscio che riveste l'interno dei vasi sanguigni, intervenendo così nella circolazione del sangue.

Infine, il corpo deve costantemente rinnovare le proprie cellule, ciò significa che deve eliminare le cellule vecchie, danneggiate o anormali. Per farlo necessita di uno strumento di demolizione. Se questo meccanismo non esistesse, le cellule anomale rimarrebbero presenti e rischierebbero di provocare malattie, in particolare in alcune forme di cancro. Del resto è molto probabile che alcune di queste cellule anomale sfuggano al meccanismo mediante l'attivazione di un programma di sopravvivenza e che questo costituisca forse la vera origine della malattia cancerosa. Lo strumento di demolizione sono i radicali liberi.

Quando la produzione dei radicali liberi è sotto controllo, tutto procede perfettamente. Tuttavia, se tale controllo sfugge all'organismo e la loro quantità supera le capacità di questo stesso organismo, essi attaccano rapidamente le cellule: questo fenomeno è definito **Stress Ossidativo**.

Ne consegue una serie di danni, tra cui i più gravi sono:

- L'invecchiamento: perdita di elasticità dei tessuti, comparsa di rughe e di segni colorati sulla pelle. Non dimentichiamo che ciò che si osserva all'esterno è presente anche all'interno del nostro corpo. Il degrado è lo stesso.

- L'arteriosclerosi: i radicali liberi in eccesso attaccano e trasformano il cattivo colesterolo (LDL) e provocano l'accumulo di placche ateromatose nei vasi sanguigni con tutte le conseguenze che possono derivarne (infarto, ictus, trombosi, arteriti, ecc.).
- La degradazione delle membrane cellulari: grave alterazione degli scambi cellulari, ossia dei passaggi attraverso la membrana. Questo fenomeno deriva dalla degradazione degli acidi grassi.
- L'ossidazione delle proteine, in particolare quelle del cristallino che provocano la cataratta.
- L'alterazione dei geni cellulari e del normale programma della cellula. Così, se sono coinvolti i geni responsabili della divisione cellulare oppure, secondo gli ultimissimi lavori, il gene repressore del programma di sopravvivenza che ogni cellula contiene, si scatena un cancro.
- La comparsa di malattie neurodegenerative, quali il morbo di Parkinson, di Alzheimer ...
- L'abbassamento delle difese immunitarie: anche malattie come l'aids sembrano in parte legate ad un eccesso di radicali liberi.

COME VENGONO PRODOTTI?

Come abbiamo visto, una parte dei radicali liberi viene prodotta dai globuli bianchi al momento delle aggressioni infettive da parte dei globuli rossi, per permettere loro di utilizzare l'ossigeno, e da tutte le cellule in presenza di trasformazione dell'ossigeno o di qualsiasi sostanza che alimenta la "macchina" intracellulare per creare energia. Un'altra parte dei radicali liberi deriva dai fattori esterni:

- Inquinamento atmosferico.
- Prodotti chimici svariati e numerosi contenuti nei nostri cibi e nell'acqua che beviamo.
- Insetticidi.
- Radiazioni di varia natura (sole, radiografie, radiazioni cosmiche, televisore, computer, ecc.).
- Alcuni medicinali.
- Il tabacco: i fumatori sono particolarmente esposti ed aggrediti dai radicali liberi per due motivi:
  - il fumo di sigaretta contiene una grande quantità di radicali liberi;
  - l'infiammazione a carico delle vie respiratorie attira moltissimi globuli bianchi nei polmoni. Questi produrranno radicali liberi

che, in presenza di ferro e rame, daranno vita ad altri radicali che a loro volta distruggeranno le cellule e favoriranno la comparsa di tumori, bronchiti croniche, enfisemi, sclerosi, fibrosi, arteriosclerosi.

- Gli stress emotivi e fisici: l'attività sportiva moderata è auspicabile per lottare contro l'invecchiamento. Permette una migliore circolazione degli antiossidanti e quindi una loro migliore diffusione all'interno dei tessuti, a condizione che siano presenti in quantità sufficiente. Lo sport da competizione, che spinge oltre i limiti fisiologici dello sforzo fisico, accelera l'invecchiamento in particolare negli atleti ad alto livello che non modificano la loro alimentazione e non compensano (o compensano in modo non corretto) mediante l'assunzione ben mirata di integratori alimentari.

COME SI DIFENDE L'ORGANISMO?

La produzione di radicali liberi è inevitabile. L'organismo compenserà questa produzione e si proteggerà con tre mezzi:

- **Un sistema enzimatico potente.** Tutti questi enzimi dipendono da oligoelementi, ossia elementi metallici presenti in scarsa quantità nell'organismo. Il primo gruppo è costituito dai *superossido dismutasi* (SOD). I due più importanti sono il SOD a base di rame e zinco e il SOD a base di manganese. I SOD degraderanno e bloccheranno i radicali liberi inducendo la formazione di un composto altamente tossico, H^2O^2, più noto come acqua ossigenata. A questo punto entrerà in azione il secondo gruppo di enzimi costituito dal *glutatione perossidasi* a base di selenio, che trasformerà l'acqua ossigenata (H^2O^2) in acqua (H^2O). Esistono anche altri enzimi di scarsa importanza, come le *catalasi.*
- Delle molecole "**kamikaze**", che si sacrificheranno cedendo elettroni a quelle molecole instabili che sono i radicali liberi. Le due più importanti sono l'acido urico e una proteina, la ceruloplasmina. Gli enzimi, l'acido urico e la ceruloplasmina sono mezzi di difesa *endogeni*, cioè prodotti dal nostro corpo.
- **Dei sensori naturali**, che intrappoleranno i radicali liberi. Si tratta di vitamine (A, E, C, betacarotene, B), minerali (selenio, zinco, rame, manganese, ecc.), estratti vegetali (flavonoidi, clorofilla, ecc.). Contrariamente ai precedenti, questi mezzi di difesa sono detti *esogeni*, in quanto vengono forniti dall'alimentazione.

Questi mezzi di difesa, in particolare il sistema enzimatico antiossidante, sono molto efficaci nei primi anni di vita dell'uomo fino a quando inizia l'invecchiamento. Da quel momento, i mezzi di difesa diminuiscono progressivamente. Riflettendoci, ci rendiamo conto che l'invecchiamento inizia subito dopo che l'uomo ha o avrebbe potuto assicurarsi una discendenza. Questo significa che la natura si disinteressa completamente del nostro destino non appena abbiamo salvaguardato la nostra specie. È un fatto abbastanza inquietante. E poiché la natura ci ha abbandonati, dovremo trovare i mezzi per difenderci e resistere il meglio possibile all'età e alle malattie avvalendoci della nostra intelligenza e delle ricchezze naturali del mondo vivente, sia vegetale che animale.

COME RAFFORZARE I MEZZI DI DIFESA FISIOLOGICA?

In questa lotta difensiva, possiamo intervenire su due fronti:

- evitare, per quanto possibile, i fattori che scatenano la produzione dei radicali liberi controllando il nostro stile di vita,
- tenere sotto controllo, il più possibile, la qualità della nostra alimentazione. Riconosco che non è affatto semplice.

Come abbiamo visto in precedenza, è quindi indispensabile proteggersi dai radicali liberi mediante un apporto di sostanze antiossidanti. L'organismo possiede dei sistemi enzimatici che agiscono solo in presenza di determinati oligoelementi: zinco, selenio, rame, manganese.

D'altra parte, esistono sostanze che intrappolano i radicali liberi: vitamine A, E, C, betacarotene, flavonoidi, iridoidi, ecc.

Sono proprio questi minerali e queste vitamine che noi dobbiamo fornire al nostro organismo attraverso l'alimentazione, ma anche attraverso l'assunzione regolare di **integratori alimentari**. Mi chiederete: perché assumere integratori se la nostra alimentazione è di buona qualità? Per tre motivi:

- Da un lato, un'alimentazione perfetta non è più possibile per la maggior parte degli individui travolti, volenti o nolenti, nel gigantesco vortice creato dalla nostra società. Di conseguenza, possiamo tentare di mangiare il meno peggio possibile.
- Dall'altro, i cibi vegetali o animali non contengono più minerali

e vitamine in quantità sufficiente. I terreni trattati con pesticidi e concimi chimici sono essi stessi impoveriti di minerali e non possono che produrre vegetali carenzati e nutrire animali necessariamente carenzati. Tra questi ci siamo anche noi. Inoltre, sono contaminati dalle sostanze chimiche che, vi ricordo, costituiscono uno dei fattori esogeni di produzione dei radicali liberi. Ne consegue l'importanza di lavare abbondantemente e accuratamente la frutta e la verdura prima di consumarle. Mi vengono i brividi ogni volta che vedo gli agricoltori che fanno i trattamenti degli ortaggi indossando maschere o li raccolgono con i guanti. Quanto agli organismi geneticamente modificati, che sorprese ci riservano?

- Infine, le tecniche ed i tempi di conservazione, di cottura e di preparazione dei cibi comportano una dispersione ed una degradazione delle vitamine, nonché la comparsa di nuove molecole che costituiscono spesso nuove fonti di radicali liberi.

Per voi è importante sapere due cose:

- In primo luogo, quali sono esattamente le sostanze, i minerali e le vitamine che dovete consumare sotto forma di integratori.
- In secondo luogo, in quali quantità. A questo riguardo solleviamo un punto delicato al centro di discussioni accese, spesso ostili e sempre ipocrite. Infatti, esistono norme ufficiali che fissano le quantità giornaliere consigliate alla popolazione. Queste norme hanno valenza europea per quanto riguarda i paesi dell'Unione europea, mentre gli altri paesi hanno le proprie normative. Gli organi politici e amministrativi che hanno stabilito tali norme sono dei bravissimi attori, o dei grandi ingenui, oppure delle marionette.

Infatti, qualunque scienziato sa per certo che le dosi consigliate sono generalmente non solo insufficienti, ma molto insufficienti, sia per colmare il deficit che esiste in seno alla popolazione, sia per produrre una qualsivoglia azione sulla prevenzione delle malattie e a maggior ragione per contribuire a curarle. La popolazione forse non si è resa conto che attualmente è in corso una feroce battaglia per il controllo del mercato delle vitamine e degli integratori alimentari, senza dimenticare quello degli alicinali, e per impadronirsi di questo settore. I grandi laboratori di prodotti chimici, alimentari e farmaceutici che avevano trascurato questo mercato ritenendolo erroneamente senza futuro, tentano con ogni mezzo di rimediare a tale errore di valutazione. Inoltre, di fronte alle scoperte ed ai lavori recenti, si rendono conto che "queste vitamine che non servivano a niente" se sono di buona qualità e correttamente utilizzate rischiano di ridurre il numero di pazienti e dunque le vendite dei medicinali. La risposta è semplice, fare in modo che gli integratori alimentari non siano più efficaci. Ciò significa ottenere regolamenti che consentano solo dosaggi ridicolmente bassi e quindi inefficaci. Un altro mezzo a cui ricorrono è la disinformazione della popolazione, spesso tramite sperimentazioni incomplete, discutibili o effettuate su gruppi che non rispettano le norme scientifiche. Se tali sperimentazioni fossero presentate dai loro avversari, verrebbero immediatamente respinte. Poiché la maggior parte degli esperti ufficiali sono alle loro assolute dipendenze, non c'è nulla di più facile che mettere sotto chiave il sistema (Science et vie, marzo '99). Per ogni vitamina, minerale o altra sostanza vi indicheremo le quantità efficaci. Vi daremo consigli sulla qualità degli integratori alimentari e vi insegneremo a leggere le etichette per saper scegliere.

LA VERITÀ SUGLI APPORTI QUOTIDIANI RACCOMANDATI (AQR)

Il primo concetto ovvio, ma che molti scienziati conservatori e cocciuti stentano ancora ad ammettere, è che **l'alimentazione non è più sufficiente per fornire la necessaria quantità di vitamine e minerali all'insieme della popolazione**. Eppure, le ragioni di questo dato di fatto sono facilmente comprensibili: enorme diminuzione del dispendio fisico dovuta ai progressi tecnologici, alla meccanizzazione e riduzione del lavoro, agli elettrodomestici, il tutto non controbilanciato dall'attività sportiva.

Di conseguenza, gli apporti calorici sono stati diminuiti. In Francia, ad esempio, la popolazione ha ridotto del 15% il consumo tra il 1965 e il 1981. Al minore apporto di calorie si accompagna un minore apporto di vitamine e minerali. All'opposto, è aumentato l'apporto di grassi e zuccheri, che sono due elementi molto poveri di vitamine.

D'altra parte, i cibi consumati hanno subito trattamenti industriali: lavaggi, pelatura, raffinazione, pastorizzazione, precottura, o addirittura irradiazioni che fanno perdere loro oltre il 70% del contenuto vitaminico.

I cibi sono già in partenza impoveriti dalle tecniche di produzione: concimi sintetici, pesticidi, erbicidi, raccolta prima della maturazione, frigo e congelatori, conservanti, ecc.

Malgrado questi fatti evidenti e gli studi scientifici pubblicati in tutto il mondo, l'idea che l'alimentazione non basta più a coprire i fabbisogni minimi è difficile da far ammettere ad alcuni enti governativi ed a molti medici ancora impregnati di dogmi antiquati.

Tuttavia, bisogna guardare in faccia la realtà ed informarne la popolazione e, quanto meno, avvisare coloro che rivendicano la giusta informazione e sanno farne buon uso.

Il secondo concetto è ancor più difficile da far ammettere: **gli apporti quotidiani consigliati sono ampiamente sottovalutati**. A cosa è dovuto un simile errore di valutazione?

Molto semplicemente, è dovuto alla mancanza di rigore scientifico, e questo si spiega facilmente:

- Gli studi volti a fissare i livelli degli apporti consigliati sono privi di valore scientifico, o perché si tratta di studi metabolici che non hanno alcun significato in relazione ai fabbisogni a lungo termine, o perché riguardano soltanto campioni non rappresentativi della popolazione. I responsabili sono restii ad accettano il dialogo, però sono sempre ai vertici dei comitati di controllo.
- I valori vengono definiti e decisi con il metodo del fatto compiuto da comitati che deliberano a circolo chiuso e, anche in questo caso, non viene prevista né accettata alcuna discussione con altri specialisti. È lecito porsi degli interrogativi quando si scopre che la maggior parte dei componenti di tali comitati sono stipendiati o dipendenti dei laboratori farmaceutici.
- Gli apporti consigliati non tengono minimamente conto dell'azione preventiva a lungo termine delle vitamine e dei minerali.
- Non tengono mai conto delle variazioni dei fabbisogni in funzione della crescita, dell'età, della gravidanza, dell'allattamento, della menopausa, di una dieta, delle stagioni e delle variazioni di temperatura, della pratica di uno sport, di un'infezione, dell'assunzione di cortisone o della pillola, del tabacco, del consumo di caffè o alcol, dell'habitat, degli stress, dell'esposizione al sole, dell'inquinamento, delle malattie in corso, della razza di origine dell'individuo, ecc. Un bel po' di fattori, non vi pare?

I discorsi allarmisti di alcuni scienziati e medici che ci capita di leggere sempre più spesso sui quotidiani, secondo cui dosi superiori di AQR sono pericolosissime, farebbero sorridere se non costituissero una manipolazione molto grave. Si tratta di disinformazione che non esito a definire disinformazione abietta. Fortunatamente, esistono ancora alcuni scienziati e ricercatori "indipendenti" o onesti che resistono ancora alle pressioni dei grandi trust industriali.

La conclusione pratica è che **siamo obbligati a consumare integratori alimentari, e in grande quantità**, se vogliamo avere una buona efficacia non solo sul piano della prevenzione delle malattie e dell'invecchiamento ma anche, più semplicemente, sullo stato di salute e di forma del nostro organismo. Certo, bisogna controllare la qualità di questi integratori alimentari, e questo è un altro problema di cui parleremo in seguito.

PERCHÉ LE MOLECOLE NATURALI SONO SUPERIORI RISPETTO A QUELLE SINTETICHE?

Probabilmente per moltissime ragioni note o ancora da scoprire. Attualmente ne conosciamo almeno due che sono essenziali e quindi *indispensabili*, non se ne abbiano a male i sostenitori del sintetico.

- La molecola naturale ha una struttura leggermente diversa dalla molecola di sintesi in quanto quest'ultima è una copia modificata, per motivi talvolta tecnici, e comunque sempre per motivi legali riguardanti la concessione di un brevetto. Ebbene, il nostro organismo è costituito in modo tale da riconoscere le sostanze di cui ha bisogno. Per farlo, dispone di un sistema ultraperfezionato di *recettori specifici* che si trovano soprattutto sulla superficie delle membrane cellulari. Tali recettori riconoscono con precisione la forma "spaziale" delle molecole interessate e raramente si sbagliano. Le copie modificate di sintesi saranno quindi rifiutate dai recettori 8 volte su 10. Questo spiega perché i ricercatori abbiano (ovviamente) costatato che a parità di dosaggio le vitamine naturali sono molto più efficaci delle loro copie. Possiamo affermare, senza timore di essere smentiti, che l'azione della vitamina naturale è almeno 5 volte superiore rispetto alla vitamina sintetica.

- Una volta concluso il lavoro, le molecole naturali si degradano e vengono eliminate tramite apposite e precise vie escretorie, permettendo ai prodotti di degradazione di risultare innocui e di non produrre effetti collaterali nocivi. Con le molecole di sintesi, che hanno finito con l'essere accettate, le cose non vanno affatto così. I prodotti di degradazioni spesso non utilizzano più le stesse vie di eliminazione e, anche in questo caso, presentano una struttura diversa. Ne consegue la comparsa di tossicità più o meno importanti. È un aspetto che può infastidire, quando ci ricordiamo che occorre utilizzare dosi elevatissime di vitamine sintetiche per avere una certa efficacia.

Questa è un'ulteriore prova del fatto che la natura è fatta bene e che l'uomo rimane un apprendista stregone.

Prima di parlare di supplementi alimentari con proprietà anti-ossidanti soffermiamoci su questi enzimi la cui importanza è capitale per i meccanismi fisiologici degli esseri viventi.

GLI ENZIMI

Gli enzimi sono dei catalizzatori delle reazioni chimiche sopravvenute a senno dell'organismo di tutti gli esseri viventi. Essi sono specifici, questo significa che non possono modificare che un substrato preciso e non possono catalizzare che un solo tipo di reazione. Nella maggior parte dei casi sono delle proteine fabbricate dalle cellule. Esse sono molto numerose.

La maggior parte di esse (96%) sono incaricate a degradare le molecole bersaglio (substrati). Si dice che esse sono catabolizzanti. Le altre (4%) sintetizzano delle nuove molecole, esse sono anabolizzanti.

Gli individui non sono uguali e non possiedono un arsenale enzimatico analoghi. Ogni persona sarà dunque più o meno esposta a dei disordini metabolici che potranno ostacolare le difese naturali dell'organismo a prevenzione delle malattie. Ciò spiega che i deficit enzimatici sono quasi sempre di origine qualitativa e molto raramente di origine quantitativa.

È molto facile da spiegare: sono i mutamenti a livello di geni codificanti gli enzimi che li modificano in generale in modo sfavorevole. Ciò trascina una efficacia inferiore degli enzimi.

È uno degli elementi partecipanti alla struttura di "terreno biologico" di un essere vivente.

Si classifica questi enzimi in diverse famiglie in funzione dei loro modi di azione: ossidoridotti, trasferiti, idrolassati, lyasses, isomerati, legati.

I coenzimi sono per loro parte indispensabili al funzionamento di una grande parte degli enzimi.

Questi coenzimi sono fabbricati a partire dalle molecole chiamate **precursori che sono delle vitamine.**

Ciò è estremamente importante quando ci ricordiamo che queste vitamine non possono essere fabbricate da organismi e dunque devono essere obbligatoriamente apportate tramite l'alimentazione.

I grandi nemici degli enzimi, come per caso, sono i radicali liberi, i pesticidi, certi medicinali, il tabacco, l'inquinamento, etc.

Consigli per l'utilizzo:

Si possono utilizzare per vie orali: nasali, wobe-mugos (germania). Ma è necessario sapere che soltanto il 15% delle dosi amministrate passano la barriera intestinale.

È necessario dunque amministrare delle dosi molto importanti che pongono dei problemi tecnici e materiali spesso insolubili.

La forma iniettabile era molto efficace (Carzodelan) ma è stata abbandonata come molte altre specialità interessanti.

Sono principalmente tre:

VITAMINA A E BETACAROTENE

Il carotene è un pigmento naturale presente in alcuni vegetali, in particolare la frutta. Sono stati scoperti almeno 500 tipi di carotenoidi in natura, ma solo una cinquantina può essere trasformata in vitamina A dal nostro organismo. Il più attivo del gruppo è il **betacarotene**. Ecco perché si parla di ***provitamina***. La proprietà antiossidante della vitamina A e del betacarotene è fondamentale per lottare contro i radicali liberi e soprattutto contro l'ossigeno singoletto, che è particolarmente nocivo per la pelle.

La vitamina A o retinolo non si trova nei vegetali, bensì nei cibi di origine animale: fegato, olio di fegato di pesce, uova, latticini. Si tratta di una vitamina liposolubile, cioè solubile negli oli e nei grassi. Questo comporta due conseguenze: in primo luogo, è accumulata a livello del fegato, in secondo luogo, se nell'organismo esiste un surplus di retinolo quest'ultimo non può essere eliminato, con conseguente tossicità. Attenzione quindi alle dosi troppo alte.

La vitamina A, accumulata nel fegato, necessita della presenza dello zinco per poter essere utilizzata. È potenziata dalle vitamine del complesso B, C ed E, dallo zinco, dal calcio e dal fosforo. Viene invece distrutta o annientata dalla carenza di vitamina D, dall'eccesso di ferro, dagli oli minerali, dal cortisone, dall'alcol, dal caffè, dalla luce e dall'ossigeno.

Consigli per l'uso:

Associare entrambe le forme:

Vitamina A (retinolo) 1000-2000 U.I. + betacarotene 15 mg.

Questo rappresenta la dose giornaliera ideale, che è molto superiore agli apporti consigliati dagli enti governativi

Il vantaggio di associare la vitamina A ed il betacarotene risiede nell'uso congiunto di una forma rapida e una forma ad effetto ritardato.

Utilizzando queste dosi, possiamo agire efficacemente sulla prevenzione:

- delle malattie cardiache,
- delle malattie infettive, soprattutto a carico dell'apparato respiratorio,
- di alcuni tumori, sebbene su questo punto infuri la polemica,
- dell'invecchiamento, e in particolare del degrado della pelle e delle mucose.

Possiamo inoltre utilizzarle nel trattamento:

- delle malattie infettive (morbillo, scarlattina, infezioni oculari, auricolari, genitali, intestinali, senza dimenticare il comune raffreddore),
- di affezioni a carico dell'occhio (cataratta, glaucoma, miopia, strabismo),
- di malattie della pelle (ulcere, dermatiti, acne).

Sappiamo inoltre che la vitamina A ed i carotenoidi stimolano le difese immunitarie, regolarizzano lo sviluppo sessuale, aumentano la fertilità.

La carenza di vitamina A al giorno d'oggi è rara, e si osserva solo in caso di malattie a carico dell'intestino che ne impediscono l'assorbimento, o in caso di assunzione prolungata di alcuni medicinali come il cortisone o di abuso di caffè, alcol e tabacco. Si manifesta con: assenza di lacrimazione e occhi infiammati, diminuzione della vista notturna, pelle e mucose secche, diarrea, diminuzione della resistenza alle infezioni, perdita dell'olfatto, ritardo nella crescita.

VITAMINA C

La vitamina C o acido ascorbico svolge un ruolo di fondamentale importanza nella nostra battaglia per vivere meglio e più a lungo. In effetti, siamo gli unici mammiferi incapaci di produrre l'acido ascorbico di cui abbiamo bisogno. Il biologo americano Irwing Stone ha elaborato una teoria secondo cui l'acido ascorbico non è una vitamina ma una sostanza che l'organismo umano un tempo produceva, grazie ad un enzima del fegato. Probabilmente, un mutamento genetico ha provocato la scomparsa dell'enzima. Da quel momento in poi, l'uomo è costretto a procurarsi la vitamina C attraverso l'alimentazione. I lavori in corso sembrano dargli sempre più ragione. L'acido ascorbico si trova soprattutto nei vegetali, in particolare nella frutta. Gli agrumi, le bacche, il prezzemolo, l'ortica, i peperoni, i kiwi, il broccolo, la patata, sono ricchi di vitamina C. Ora, sappiamo che essa rappresenta un antiossidante molto potente che lotta contro i radicali liberi in generale, ma con una preferenza per il radicale idrossile. Contrariamente alla vitamina A, è una vitamina idrosolubile. Di conseguenza, un eventuale eccesso di vitamina C viene automaticamente eliminato, il che la rende praticamente atossica. Si possono quindi utilizzare delle megadosi senza alcun rischio. Questo aspetto è estremamente interessante ed i lavori di Linus Pauling, secondo cui la vitamina C aveva effetti terapeutici se utilizzata a forti dosaggi, sono attualmente confermati da numerosi studi.

La vitamina C è potenziata praticamente da tutte le altre vitamine, pertanto bisognerà sempre associare altre vitamine e minerali per ottenere un effetto ottimale.

È invece distrutta dal cortisone, dall'aspirina, dagli antibiotici, dalla febbre, dai contraccettivi, dal tabacco, dallo stress, dal calore, dal freddo, dalla luce e dall'ossigeno.

Consigli per l'uso:

Nel trattamento adiuvante delle malattie infettive: 3- 5 grammi al giorno.
Nel trattamento di mantenimento: 1- 2 grammi al giorno preferibilmente sotto forma di vitamina C naturale.
Nel trattamento adiuvante delle malattie gravi: fino a 20 grammi al giorno.

La vitamina C svolge un ruolo essenziale a livello enzimatico. Interviene nei meccanismi biochimici di formazione del collagene, la sostanza proteica che è il principale costituente della pelle, dei tendini, delle ossa e del tessuto connettivo in generale. La vitamina C è inoltre indispensabile alla crescita e alla buona condizione delle ossa, dei denti e delle mucose. Ma svolge anche un altro ruolo essenziale, quello di aumentare, rafforzare e potenziare le difese immunitarie dell'organismo contro le infezioni virali. Infine, si rivela ugualmente indispensabile per la produzione dei neurotrasmettitori e degli ormoni surrenali, per la cicatrizzazione, l'assorbimento e l'utilizzo del ferro.

Gli studi epidemiologici degli ultimi anni hanno definitivamente dimostrato che l'assunzione di dosi elevate e regolari di vitamina C naturale permetteva di ottenere:

- una riduzione dei rischi di tumore,
- una protezione contro gli agenti inquinanti,
- un aumento della vita media della popolazione,
- un'azione diretta sull'asma,
- una protezione contro la tossicità del tabacco,
- un'azione preventiva contro la cataratta.

Al giorno d'oggi, una grave carenza di vitamina C è del tutto eccezionale. Essa provoca il famoso scorbuto, la malattia che un tempo colpiva gli equipaggi dei velieri, e che si manifestava con grandi anemie e demineralizzazioni, terminando con emorragie interne mortali.

L'ipovitaminosi C cronica è invece molto frequente oggigiorno e le indagini statistiche dimostrano che quasi un individuo su 2 presenta una lieve carenza di vitamina C. È un fenomeno comprensibile, in quanto l'acido ascorbico è molto fragile e si distrugge rapidamente sotto l'azione della luce, dell'ossigeno, del calore, del freddo, dell'aspirina, della pillola, del cortisone e degli antibiotici. **Così, ad esempio, rimanendo un solo giorno in frigorifero un frutto o un ortaggio perde il 50% del proprio contenuto di vitamina C.**

Una lieve carenza può causare:

- affaticamento,
- dolori muscolari,
- sanguinamento delle mucose, in particolare a livello delle gengive e delle cavità sinusali e nasali,
- una scarsa resistenza alle infezioni,
- depressioni nervose,
- predisposizione ad arteriosclerosi.

Lo **sportivo** è un soggetto molto predisposto alla carenza di vitamina C, in quanto lo sforzo fisico associato allo stress psicologico della gara provoca un grande consumo di vitamina C. Gli atleti dovranno quindi compensare questi effetti assumendo regolarmente forti dosi di vitamina C, possibilmente sotto forma naturale per motivi che esporremo in seguito. La dose giornaliera consigliata è di 2 g di vitamina C naturale difficile da procurarsi a questo dosaggio e, in mancanza di questa, 8 g di vitamina C sintetica. Ho detto proprio 8 grammi, una quantità che chiaramente è molto inferiore agli apporti quotidiani raccomandati (AQR). Come spiegheremo in seguito, questa norma è inadeguata rispetto alla realtà e totalmente arbitraria, per un motivo preciso: favorire i grandi laboratori farmaceutici ed evitare che gli integratori alimentari siano troppo efficaci, il che sottrarrebbe molte fette di mercato ai medicinali. Inoltre, si può brevettare una formula chimica sintetica ma non una formula chimica naturale, quindi scoprite chi detiene il monopolio delle vitamine sintetiche e avrete capito tutto.

VITAMINA E

Se esistesse una classifica per ordine di importanza e se avesse un senso classificare delle sostanze tutte essenziali, metterei senza ombra di dubbio la vitamina E in testa. I tocoferoli naturali rappresentano il primo *antiossidante* e *protettore* delle nostre cellule. Questa vitamina è fondamentale per proteggere la membrana cellulare e gli acidi grassi poliinsaturi che la compongono dall'attacco dei radicali liberi, e svolge quindi un ruolo decisivo nella qualità degli scambi e nella vitalità delle cellule. Agisce quindi a livello degli organi e per questo i ricercatori hanno potuto dimostrare che risultava particolarmente efficace a forti dosaggi (ben al di sopra degli AQR) contro le affezioni cardiovascolari, la cataratta, il diabete insulino-dipendente, il morbo di Alzheimer, le disfunzioni renali, l'invecchiamento, la sterilità, i disturbi della menopausa, i disturbi genito-urinari.

La vitamina E stimola inoltre le difese immunitarie e la produzione dei globuli rossi, esercita un'azione antinfiammatoria influendo direttamente sui sistemi enzimatici, inibisce l'adesione piastrinica e contribuisce quindi alla fluidificazione del sangue e alla riduzione del rischio di trombosi. A forti dosaggi, e associata al selenio e al betacarotene, la vitamina E riduce i rischi di carcinoma mammario e polmonare.

Come capirete dalle considerazioni che seguono, è preferibile consumare vitamine naturali, cosa peraltro fattibile nel caso della vitamina E. Recenti studi americani condotti su donne in gravidanza che assumono vitamine E naturali e sintetiche hanno dimostrato una maggiore efficacia e qualità di assimilazione della molecola naturale.

Tornando alla protezione e alla prevenzione, come per la vitamina C e la vitamina A è necessario assumere regolarmente tocoferoli sotto forma di integratori alimentari.

Consigli per l'uso:

Nella prevenzione: 100- 200 U.I. al giorno
Atleti e soggetti esposti agli stress ossidativi: 600- 800 U.I.
Malattie degenerative, cardiovascolari, sterilità e disturbi ormonali: fino a 1200 U.I.

La vitamina E è potenziata dalle vitamine B, A, C, manganese, selenio e fosforo.

È distrutta dalla pillola, dal tabacco, dal cloro, dal ferro, dalla luce e dall'ossigeno.

Una grave carenza di vitamina E è estremamente rara. Le lievi carenze sono invece molto frequenti e possono causare:

- anemie dovute a fragilità dei globuli rossi,
- distrofie muscolari,
- disturbi cardiocircolatori,
- sterilità o aborti spontanei.

Anche a dosaggi molto forti la vitamina E, soprattutto naturale, non è tossica. Vanno comunque osservate due precauzioni:

- Occorre sempre associarla alle forti dosi di tocoferoli delle vitamine A, D e K.
- Nel caso di soggetti sottoposti a trattamento con anticoagulanti, l'assunzione di vitamina E deve avvenire sotto il controllo del medico.

I MINERALI E GLI OLIGOELEMENTI ANTIOSSIDANTI

I minerali sono presenti negli organismi viventi sia vegetali che animali. Sono elementi chimici di natura inorganica, ossia non contenenti carbonio, *indispensabili* alla vita e alla salute del nostro organismo.

Vengono classificati in due gruppi in base alla quantità giornaliera assimilata dall'organismo:

- Se è uguale o superiore a 100 mg, si tratterà di macroelementi. Calcio, cloro, fosforo, magnesio, potassio, sodio, zolfo rientrano in questa categoria.
- Se è inferiore a 100 mg e spesso molto limitata (tracce), si tratterà di oligoelementi. Sono il rame, lo zinco, il manganese, lo iodio, il germanio, il fluoro, il ferro, il cromo, il cobalto, il vanadio, il silicio, il selenio, il nickel, il molibdeno.

Alcuni di questi minerali e oligoelementi svolgono una funzione fondamentale nella protezione delle cellule dell'organismo contro i nostri nemici radicali liberi, anche se la loro azione, contrariamente alle vitamine, si espleta tramite vie indirette. Questi oligoelementi intervengono nella formazione e nella molecola stessa degli enzimi che l'organismo utilizza nella sua battaglia quotidiana contro i radicali liberi.

Nelle pagine precedenti, vi ho già parlato del superossido dismutasi, del glutatione perossidasi e del catalasi. Gli oligoelementi *antiossidanti* sono 6 e si trovano nell'organismo sotto forma di tracce.

SELENIO

È presente nelle carni, nel pesce e nei cereali. Il Selenio interviene in molti sistemi metabolici dell'organismo che espletano un'azione principalmente *antiossidante*.

In particolare, questo oligoelemento entra nella composizione del glutatione perossidasi, l'enzima di cui abbiamo già parlato ampiamente, che interviene nel sistema di protezione contro i radicali.

Il glutatione perossidasi riduce il radicale libero non appena questo viene intrappolato dalla vitamina E. Ecco perché la vitamina E ed il selenio sono complementari. Quest'ultimo svolge un ruolo fondamentale nel mantenimento dell'equilibrio delle difese immunitarie (proliferazione dei globuli bianchi, produzione degli anticorpi, sintesi degli interferoni e delle interleuchine, riduzione delle protaglandine immunosoppressive, protezione dei macrofagi), come ha dimostrato *Koller* nel 1986.

La forte carenza di selenio è poco frequente in Europa, mentre si osserva ancora in alcune zone del pianeta in particolare nella Cina del nord. I segni clinici di questa marcata carenza sono: l'invecchiamento precoce, le miopatie (malattie a carico del muscolo) e cardiopatie, i disturbi neurologici, le anemie e il calo dell'immunità. Le carenze leggere ma croniche possono causare gravi problemi al nostro organismo, sul piano sia immunitario che organico (cuore, cataratta, tumori).

La sua azione può quindi essere definita:

- protezione delle difese immunitarie,
- prevenzione dei tumori,
- prevenzione e cura delle malattie cardiovascolari,
- blocco dei meccanismi di invecchiamento,
- trattamento delle intossicazioni da metalli pesanti (ad esempio il piombo),
- azione antinfiammatoria,
- protezione dalle radiazioni.

La quantità di selenio presente nei cibi dipende dalla sua concentrazione nei terreni di coltivazione. Alcuni terreni sono per loro natura più ricchi di altri, ma sono soprattutto i fertilizzanti chimici e la coltivazione industriale i principali responsabili dell'impoverimento di selenio (e questo vale anche per gli altri oligoelementi) dei terreni agricoli.

D'altro canto, le tecniche di raffinazione (perdite stimate al 70%) e la cottura dei cibi (15%, totale = 85% di perdita) non contribuiscono a risolvere il problema. Occorre quindi consigliare l'assunzione sistematica di integratori a base di selenio.

Si sconsiglia l'abuso di selenio e dosi giornaliere superiori a 300 microgrammi possono risultare tossiche.

Consigli per l'uso:

Nella prevenzione: 100- 150 MICROGRAMMI AL GIORNO.
Ad esempio: Delta Selenium 1-2 capsule al giorno.
ATTENZIONE: non superare i 200 microgrammi al giorno.

ZINCO

Lo zinco è un oligoelemento presente nelle carni, nel pesce, nei frutti di mare, nei cereali e nelle verdure, ma generalmente in piccole quantità.

È uno dei componenti di moltissimi enzimi. Per questo svolge un ruolo importante in numerosi meccanismi metabolici.

Interviene nella sintesi degli acidi nucleici, portatori dei fattori ereditari, nella sintesi delle proteine, nella trasmissione delle informazioni genetiche e nello sviluppo delle cellule. È indispensabile al funzionamento del sistema immunitario, dell'apparato genitale e riproduttivo. È importante anche per mantenere una buona vista, per regolare l'insulina e per prevenire i tumori. Buoni risultati sono stati ottenuti nel morbo di Alzheimer. È un *antiossidante* indiretto in quanto è uno dei componenti del *superossido dismutasi*, l'enzima di cui abbiamo già parlato e che interviene nella difesa antiradicali dell'organismo, in particolare a livello delle membrane cellulari.

Le dosi molto basse che troviamo attualmente nei cibi, il consumo eccessivo di alcol e grassi, le affezioni epatiche e il diabete non fanno che favorire il deficit di questo oligoelemento. Al giorno d'oggi è quindi obbligatorio aggiungere zinco alla nostra alimentazione quotidiana, altrimenti possono insorgere:

- stanchezza,
- fragilità dei capelli e delle unghie,
- diminuzione delle facoltà mentali, dell'olfatto, del gusto e della vista,
- inappetenza,
- sensibilità alle infezioni,
- sterilità.

I soggetti più colpiti sono gli anziani, le donne in gravidanza e in allattamento, le donne che assumono la pillola, i bambini e gli adolescenti.

Lo zinco riduce l'assimilazione del ferro, del rame e del calcio.

Consigli per l'uso:

Nella prevenzione: 15 mg al giorno.
Nel trattamento: fino a 80 mg al giorno.
Attenzione: associare sempre rame, ferro e calcio.

RAME

Il rame è presente nella molecola di due inibitori di radicali liberi prodotti dall'organismo. Se associato al manganese e allo zinco, è attivo nel superossido dismutasi e in una proteina, la ceruloplasmina.

Partecipa inoltre ai processi di utilizzo della vitamina C.

Il rame è accumulato nel fegato già durante la gravidanza, in modo tale da integrare successivamente, nei primi mesi di vita del neonato, l'apporto ridotto di rame dal latte. Il contenuto di rame nel fegato diminuisce costantemente dopo questo periodo.

È indispensabile al nostro organismo, in particolare:

- nella prevenzione e nella terapia delle malattie cardiovascolari, compresa l'arteriosclerosi,
- nel trattamento delle patologie traumatiche e infiammatorie (artrite, artrosi, reumatismi),
- nella prevenzione delle affezioni polmonari, come l'enfisema,
- nella prevenzione dei tumori.

Il rame è presente in molti cibi ed è raramente carente. È importante soprattutto che vi sia **l'equilibrio tra il rame e lo zinco nell'organismo**. Il rapporto ideale è 1 parte di rame e 10 parti di zinco.

Il rame è un antagonista del molibdeno e del selenio. Si sconsiglia quindi di mescolarli e di assumerli contemporaneamente.

Consigli per l'uso:

Nella prevenzione: sempre associato a zinco, manganese e cobalto, 2-4 mg al giorno.
Nei complessi di estratti vegetali preparati senza utilizzare il calore.
Nell'alimentazione: frutti di mare crudi, cereali integrali.

MANGANESE

Anche il manganese è uno dei componenti del superossido dismutasi (SOD) e può essere quindi considerato un importante *antiossidante*. Inoltre, partecipa con altri enzimi al controllo dello zucchero ed alla produzione di cellule del sangue. Favorisce l'utilizzo di varie vitamine (C, B, E). Interviene nel metabolismo degli zuccheri, dei grassi e delle proteine. È indispensabile per la produzione degli ormoni sessuali ed il buon funzionamento del sistema nervoso centrale e periferico. Infine, favorisce il funzionamento della ghiandola tiroide.

È contenuto nei cereali, nella frutta, nel pesce e nella verdura.

Una carenza di manganese può causare:

- stanchezza,
- allergie,
- ritardo nella crescita,
- intolleranza al glucosio,
- irregolarità della coordinazione muscolare

Consigli per l'uso:

Nella prevenzione: 2,5-5 mg al giorno.

GERMANIO

Il germanio è molto raro nella crosta terrestre. Gli studi su questo metallo sono ancora in corso. Sembrerebbe che un componente organico del germanio favorisca il funzionamento del sistema immunitario e la terapia antitumorale. Svolge un'azione antiossidante che tuttavia non è ancora stata valutata.

MOLIBDENO

È anch'esso molto raro nella crosta terrestre, nondimeno è presente in tutti i tessuti degli organismi viventi sia animali che vegetali. È un componente essenziale di vari enzimi che partecipano alla crescita e alla disintossicazione. È un *antiossidante*. Interviene nella formazione dell'acido urico. Quest'ultimo, se prodotto in quantità eccessiva dall'organismo, può essere tossico e causare ad esempio la "gotta". Al contrario, in quantità normale l'acido urico è salutare in quanto costituisce un inibitore endogeno dei radicali liberi. In altre parole, l'acido urico è un buon antiossidante. Pertanto, il molibdeno è un elemento interessante nella terapia dei tumori e dei processi degenerativi.

Una carenza può provocare polso accelerato, asma, nausea, stato di disorientamento, tumori.

Si trova soprattutto nel latte, nelle carni, nei cereali integrali e nella verdura.

Consigli per l'uso:

Nella prevenzione: 75-250 microgrammi al giorno.

GLI AMINOACIDI ANTIOSSIDANTI

Gli aminoacidi sono costituenti delle proteine, i quali svolgono un ruolo fondamentale per l'organismo in quanto sono la fonte dei materiali che costituiscono la pelle, i muscoli, il sangue, gli organi, ecc. Le proteine sono molecole molto complesse, della famiglia dei protidi. Come le mura di una casa, esse sono costituite dall'unione di mattoni. Questi mattoni sono gli aminoacidi. Una proteina e particolarmente importante: il GLUTATIONE.

D'altro canto, gli aminoacidi sono essenziali per la crescita e lo sviluppo degli organi sessuali.

Nel corpo umano ne esistono 22. L'organismo è in grado di produrne molti, ma ve ne sono 8 che non riesce a sintetizzare e che deve attingere dall'alimentazione.

Aminoacidi essenziali:
Isoleucina, Leucina,
Lisina, Metionina,
Fenilalanina, Treonina,
Triptofano, Valina,
Glicina, Glutamate.

Questi aminoacidi sono definiti essenziali (in quanto necessari e non sintetizzati dall'organismo). Alcuni cibi non contengono tutti gli aminoacidi essenziali e non hanno lo stesso valore biologico degli altri.

Le proteine di origine animale (uova, prodotti caseari, carni, pesce) contengono una buona proporzione di aminoacidi essenziali, ma forniscono una quantità eccessiva di grassi saturi che risultano molto nocivi, come vedremo nel capitolo dedicato alla membrana cellulare. Quindi, si consiglia solo il pesce.

Le proteine di origine vegetale (cereali e legumi secchi) contengono solo pochissimi acidi grassi essenziali o non ne contengono affatto. Solo la soia e le arachidi rimangono una fonte di apporto interessante.

Le proprietà antiossidanti di alcuni di essi sono state scoperte solo in epoca recente e sono ancora in fase di studio, ma possiamo sin d'ora affermare che le prospettive in campo medico sono molto promettenti.

Gli aminoacidi sono importanti per la crescita e lo sviluppo degli organi sessuali.

I più interessanti sono soprattutto:

- L'*arginina*, che stimola il sistema immunitario, protegge il fegato, svolge un ruolo antitumorale.
- La *cisteina*, che contiene zolfo ed è il precursore del glutatione perossidasi di cui vi ho molto parlato, ed è molto importante per combattere i radicali liberi.
- La *metioninina*, che potenzia la cisteina.
- L'*istidina*, la *lisina*.

Nei paesi industrializzati non esistono carenze di aminoacidi, tranne in presenza di alcune malattie come l'anoressia. Al contrario, le diete sono generalmente *troppo ricche di proteine*, con conseguente aumento dei rischi di malattie cardiovascolari, renali e tumorali. Anche l'osteoporosi, malattia sempre più frequente nelle donne dei paesi occidentali, sarebbe dovuta ai disturbi del metabolismo del calcio causati dall'abuso di proteine.

Un'alimentazione equilibrata deve fornire il 15% della razione calorica quotidiana sotto forma di proteine, per metà di origine vegetale, per l'altra metà sotto forma di pesce o carne di pollo (preferibilmente).

Nello sportivo, tale proporzione deve presentare solo 1/3 di proteine animali e 2/3 di proteine vegetali. Questo permette di non sovraccaricare le funzioni escretorie e beneficiare dell'associazione di proteine e zuccheri complessi di buon valore energetico, associazione che si riscontra nei cereali integrali e nella frutta secca.

Ma ritorniamo a questa proteina particolare e straordinaria, il GLUTATIONE, questa molecola naturale che il dottore John PINTO dello Sloane Kattering Center di New-York ha chiamato il «MASTER OXYDANT».

IL GLUTATIONE (GSH) È PARTICOLARMENTE IMPORTANTE

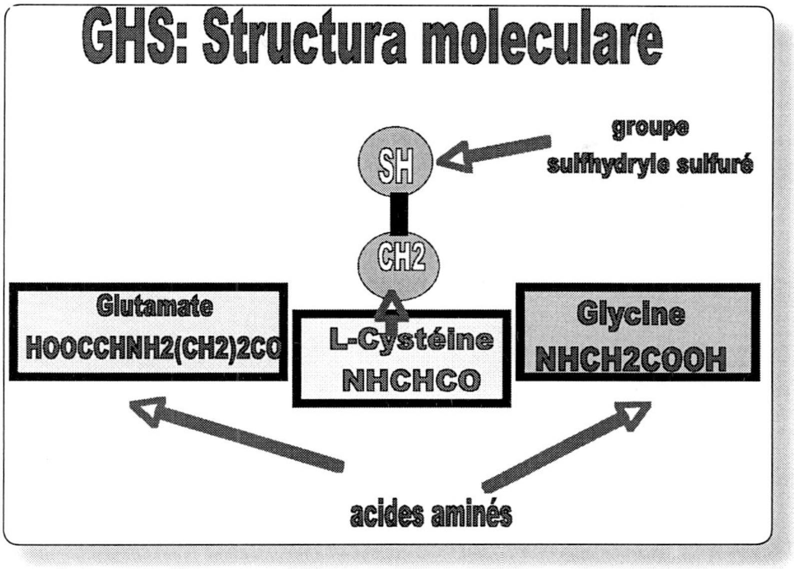

AZIONI BIOCHIMICHE DEL GSH

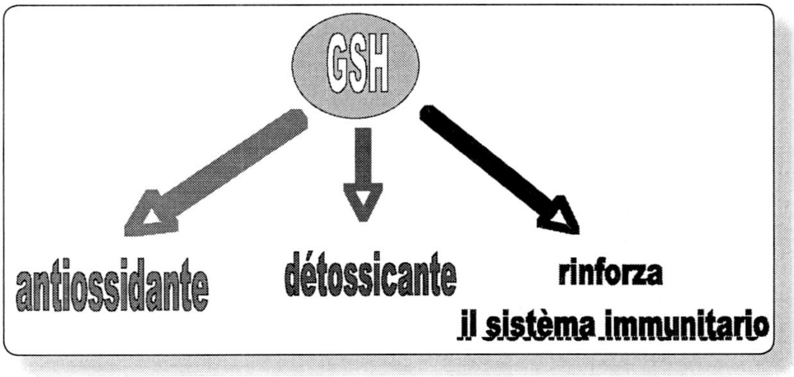

Funzioni metaboliche del GSH dimostrate dalla ricerca

- Aumento delle funzioni immunitarie
- Eliminazione delle tossine
- Eliminazione dei cancerogeni
- Protezione anticellulare antiossidante
- Protezione contro la radiazione ionizzante

- Sinterizzazione/riparazione dell'ADN
- Sinterizzazione proteinica
- Sinterizzazione prostaglandina
- Sinterizzazione leucotriana
- Trasporto di acidi amminici
- Attivazione/regolarizzazione degli enzimi

COME IL GSH NEUTRALIZZA I RADICALI LIBERI

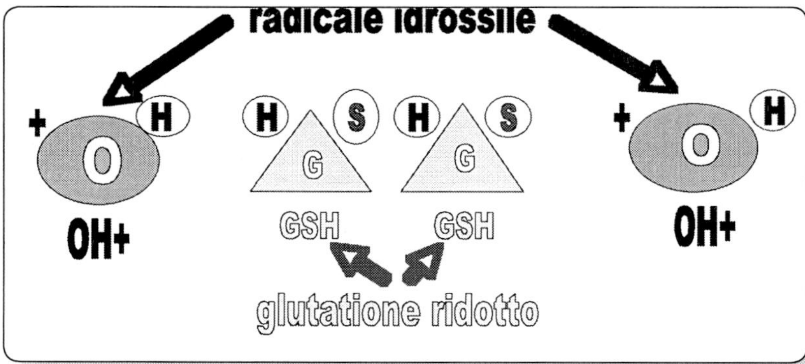

1. I radicali idrossili distruttori entrano in contatto con le molecole ridotte in glutatione.

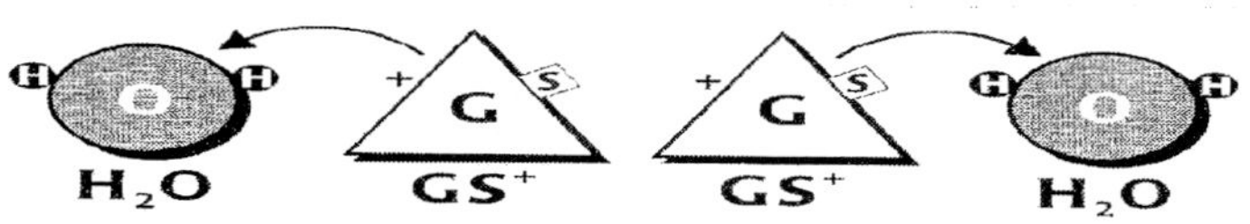

2. Il radicale idrossile riceve l'elettrone della molecola di GSH e si trasforma in acqua.

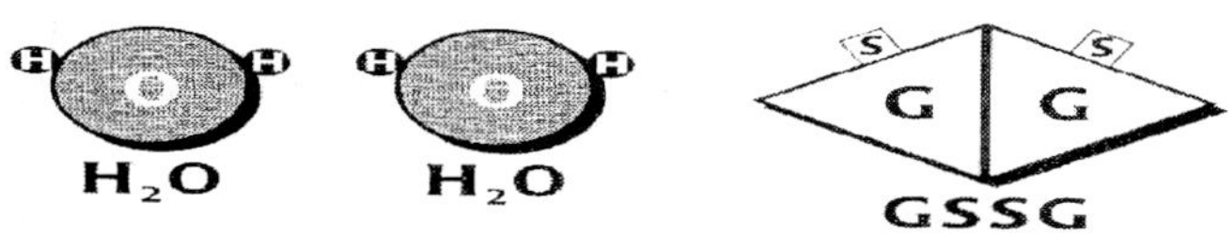

3. Le molecole di GSH si accoppiano e formano il GSSG neutralizato e non tosssico.

La maggior parte degli antiossidanti si potenziano l'un l'altro, agiscono in sinergia.

Se il GSH è oggi considerato come l'antiossidante numero 1 è perché completa l'azione di un gran numero di altri antiossidanti.

Lo stesso per le 2 vitamine antiossidanti di riferimento, le vitamine C e E che non possono funzionare senza il GSH. Infatti, è il GSH che neutralizza il radicale libero.

Per quanto riguarda il Selenio, gli studi recenti mostrano similitudini con il GSH. Infatti è un componente integrale dell'enzima perossidasi GSH.

Si può considerare il Se come un potenziatore del GSH.

Ma esiste una grande differenza tra tutti gli antiossidanti e il GSH:

Il GSH è un componente cellulare vitale e naturale. È fabbricato nelle cellule à partire dai precursori del GSH.

Gli altri antiossidanti sono forniti dall'alimenazione.

GSH E DETOSSICAZIONE

La scienza medica del XX°secolo è orgogliosa di annunciare che la speranza di vita dell'essere umano è superiore a quella dei suoi antenati. Dimentica però di dire che è però carica di malattie croniche gravi che aumentano in numero e che possono rimettere in questione le promesse di longevità.

La cosa straordinaria è che riusciamo a resistere agli attacchi quotidiani delle tossine presenti nell'alimentazione, nell'aria, nell'acqua e delle radiazioni che derivano dal progresso tecnologico della nostra scienza.

Come constatate da questa tabella, che mostra il contenuto intracellulare in GSH nei vari organi, gli organi emuntori sono quelli in cui le cellule contengono più GSH.

ORGANO	GSH (μ-mol/g)
Fegato	7,3
Reni	4,0
Polmoni	2,9
Cuore	2,4
Cervello	1,5

Dobbiamo ringraziare i meccanismi di difesa del nostro corpo.

Il processo di disintossicazione con il GSH è uno di questi meccanismi, uno dei più potenti se non il più potente. Ma anche questo può essere battuto dall'ampiezza e dalla durata degli attacchi.

Il GSH è la nostra salvezza (momentanea) di fronte à una moltitudine di sostanze derivate dal consumismo.

IL TABACCO rappresenta dal punto di vista medico, statistico e finanziario il più grande rischio per l'organismo. Una semplice tirata di tabacco contiene miliardi di radicali liberi. In più, il fumo consuma le vitamine antiossidanti come le vitamine C e E. Il tabacco contiene sostanze carcinogeniche potenti.

Il GSH è una delle poche difese.

LE MALATTIE AMBIENTALI sono dovute a una esposizione cronica agli xenobiotici, cioè a sostanze estranee al corpo.

Questa esposizione può modificare lo stato di salute apportando cambiamenti difficili da identificare che si manifestano sotto forma di malesseri «minori», come mal di testa, fatica, letargia, nevrastenia, etc. È il caso, per esempio della sindrome della guerra del golfo.

Nelle nostre case ci sono numerose sorgenti d'esposizione agli xenobiotici:

Naftalina, sgrassanti, detergenti profumati, pesticidi, solventi, colori murali, combustibili, isolanti, materassi, mobili, tappeti, etc.

L'esposizione alla polluzione ambientale è inevitabile e non voglio proporre di tornare all'età delle caverne. Se ho insistito su queste nozioni è per farvi toccare con mano l'importanza del GLUTATIONE.

LE RADIAZIONI IONIZZANTI sono una causa conosciuta del tumore valutata almeno per il 3% di tutti i tumori. (probabilmente sottovalutata).

Certe radiazioni provengono da sorgenti naturali cosmiche o geobiologiche. Altre provengono dalla nostra scienza e dalla nostra tecnica, industriale, domestica o medica.

Queste radiazioni producono radicali idrossile che, come abbiamo visto, sono i radicali più reattivi, più pericolosi. Il GSH gioca un ruolo chiave nella loro neutralizzazione.

GSH E SISTEMA IMMUNITARIO

Il GSH gioca un ruolo centrale nel funzionamento delle nostre cellule immunitarie.

La crescita e l'attività delle cellule immunitarie dipendono DALLA DISPONIBILITÀ del GSH.

LA CONCENTRAZIONE DEL GSH INTRACELLULARE NEI LINFOCITI È IN CORRELAZIONE DIRETTA CON L'EFFICACIA DELLA RISPOSTA IMMUNE.

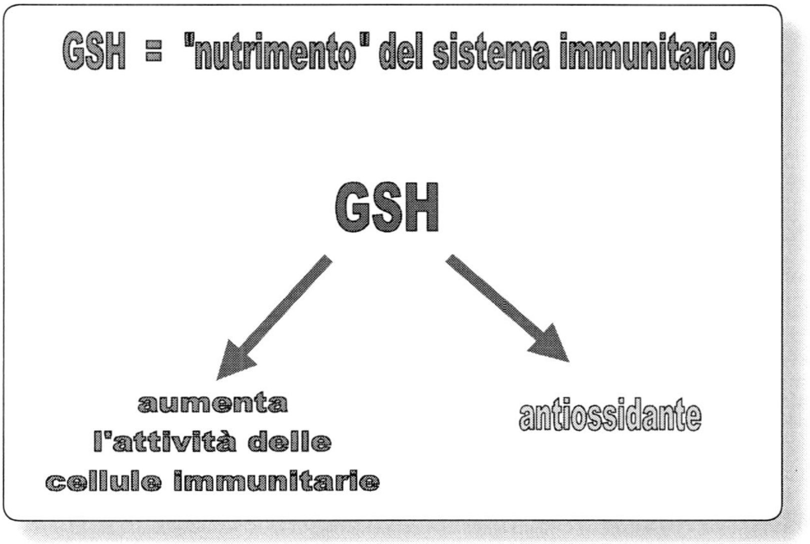

PROBLEMI D'ASSORBIMENTO INCONTRATI NELL'USO DEL GSH

Come abbiamo già detto, il GSH è composto da tre aminoacidi ed ha difficoltà a passare la membrana cellulare deve, in gran parte, essere fabbricato nella cellula. Questo processo richiede dei **PRECURSORI**.

Il GSH assorbito per via orale in forma ridotta raggiunge, in parte al meno (come l'hanno dimostrato studi recente japonesi), il torrente sanguigno, ma non passa che in minima parte la membrana cellulare. Tuttavia la concentrazione del GSH nel siero è importante nelle malattie auto-immuni e in tutte le malattie che hanno una componente infiammatoria.

L'ideale sarebbe di consumare latte che è ricco in precursori del GSH ma questi sono poco stabili e sono facilmente denaturati.

In Canada, esiste un prodotto naturale interessante, l'IMMUNOCAL, che contiene i precursori ed è stabile;e in europa esiste solo precursori sintetici

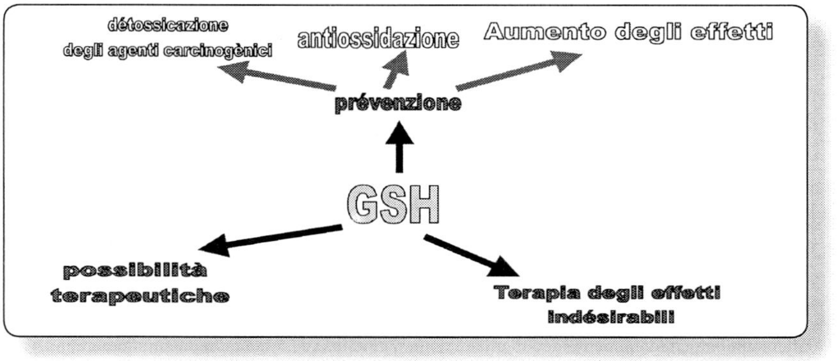

Consigli per l'uso:

Meglio utilizzare le precursori in prevenzione che il Glutatione ridotto. Come sono capaci di entrare dentro le cellule, probabilmente sono piu efficaci. Ma in caso di tumore la prudenza vuole di evitare le precorsori. La ricerca pensa che la cellula tumorale utilizza il glutatione intra cellulare per aumentare la sua capacita di resistenza di fronte alla chemioterapia ed alla radioterapia.

Il Glutatione ridotto non passa la membrana cellulare e dunque non ha questa contrindicazione.

I VEGETALI ANTIOSSIDANTI

Anche la fitoterapia ci permette di dotare il nostro organismo di armi per combattere i radicali liberi. Infatti, i vegetali sono ricchissimi di antiossidanti. Perché? Semplicemente perché i vegetali hanno bisogno di antiossidanti per proteggersi dalle radiazioni solari.

Tra questi ritroviamo da un lato gli stessi antiossidanti presenti nel regno animale (perossidasi, superossido dismutasi, catalasi, vitamine E, C e Betacarotene), e dall'altro alcuni antiossidanti che sono specifici dei vegetali e che le piante si producono. Tra questi ultimi, due sono importanti:

- I flavonoidi, particolarmente presenti nelle foglie e nei fiori, ossia le parti della pianta più esposte ai raggi solari. Le piante che crescono al sole sono ovviamente più ricche di flavonoidi. Essi fungono da filtro solare e protezione antiossidante nei confronti dei radicali liberi generati dalle radiazioni. Tra l'altro, i flavonoidi sono assimilati dal nostro organismo e non tossici. Sono inoltre solubili in acqua e quindi giungono facilmente a contatto con le membrane cellulari. Esistono due piante particolarmente ricche di flavonoidi: il Ginkgo biloba e il Cardo mariano.
- Gli iridoidi, e in particolare gli iridoidi contenuti nella foglia dell'ulivo (oleuropeosidi) sono potenti antiossidanti non ancora sfruttati al meglio delle loro potenzialità.

GINKGO BILOBA

È un vero e proprio fossile vivente, in quanto esisteva già 250 milioni di anni fa. In Asia è una pianta sacra. Ha resistito a tutto, anche alla bomba atomica di Hiroshima e alle sue terribili radiazioni. Questo è probabilmente dovuto all'enorme quantità di flavonoidi racchiusi nelle sue foglie.

Tra questi, esistono due varietà molto attive: i bisflavoni e gli eterosidi di flavoni e flavonoli. Svolgono un'attività antiossidante catturando i radicali liberi a livello cerebrale e retinico. Il loro ruolo è quindi fondamentale per combattere l'invecchiamento e la senescenza. Il Ginkgo biloba regolarizza inoltre la permeabilità capillare, è vasodilatatore e riduce la viscosità del sangue. In questo modo migliora a volte in modo spettacolare la memoria, l'attenzione e l'umore, stimolando la sintesi della dopamina.

Infine, agisce sulle insufficienze arteriose periferiche e sui disturbi dell'equilibrio.

Consigli per l'uso:

Vitigin complex 3-4 cucchiai-dose al giorno prima dei pasti.

CARDO MARIANO

È il frutto della pianta che contiene la silimarina, sostanza epatoprotettiva che esercita un'azione antiossidante sui radicali liberi creati dall'alcol, dai medicinali di tipo antibiotico e dalle affezioni virali.

È un importante drenante epatico soprattutto se associato ad altri drenanti come la fumaria e il carciofo.

Consigli per l'uso:

Ad esempio: Drainacomplex 3-4 cucchiai-dose al giorno prima dei pasti In cure di 15-30 giorni.

ULIVO

Le foglie dell'ulivo rappresentano un tesoro tuttora trascurato dalla scienza. Gli oleuropeosidi sono potenti antiossidanti che agiscono a livello delle membrane cellulari. L'ulivo è un grande ipotensore che può essere impiegato contro l'ipertensione arteriosa, le cefalee e le vertigini. È un diuretico. Riduce il tasso del cattivo colesterolo (LDH) e aumenta quello del buon colesterolo (HDL). Regola il ritmo cardiaco. È un ipoglicemizzante. Non presenta alcuna tossicità.

Consigli per l'uso:

Ad esempio: polvere totale macinata 2 capsule al giorno

Betacomplex: 3 cucchiai da tavola al giorno.

ALGHE

Le alghe in generale contengono moltissimi elementi che esercitano un'azione antiossidante diretta o indiretta. Sono ricche di minerali e oligoelementi antiossidanti (zinco, selenio, rame, ferro, manganese, iodio), di vitamine (C, gruppo B), di proteine vegetali, mucillagini e fibre vegetali salutari per il transito intestinale.

Le alghe rappresentano delle risorse potenziali importanti e ancora insospettate per ottenere delle nuove sostanze antiossidanti che saranno utilizzati nel settore della sanità, dell'alimentazione e sfortunatamente (o purtroppo) dall'industria. I composti già conosciuti sono di natura lipofila (carotenoidi, vitamina E) e di natura idrofila (polifenoli, ficobiliproteine, vitamina C, enzimi come la Super ossido dysmutase).

CEVA: centro degli studi e di valorizzazione delle alghe-francia-patricia.burtin@ceva.fr-

Consigli per l'uso:

In tutte le forme alimentari e preparazione tipo integratori.

Ad esempio: Betacomplex 3-4 cucchiai da tavola al giorno.

I radicali liberi attaccano qualsiasi tessuto esposto all'aria. La loro rapida azione degradante balza immediatamente agli occhi quando osserviamo dei cibi lasciati a contatto dell'aria e della luce. Cambiano colore e "diventano rancidi". Per questo motivo, da molti anni gli uomini ricorrono ad ogni tipo di tecnica o sostanza per *conservare i cibi.* Molto tempo fa, ad esempio, la carne veniva salata e seccata al sole con la tecnica dell'"affumicamento". Il XIX secolo segna l'avvento della scienza e dei suoi chimici che impongono i conservanti. Si tratta per lo più di *antiossidanti di sintesi.* Gli organi responsabili della Sanità pubblica hanno redatto un elenco dei conservanti autorizzati e, in teoria, senza tossicità per i consumatori. Come accade per molte normative di questo tipo, le regole stabilite sono state pensate male, controllate male e soprattutto accettate troppo in fretta dagli esperti, senza sufficienti studi preliminari. Il risultato, nonostante i moniti di alcuni scienziati, fu che un certo numero di queste sostanze normalmente utilizzate dall'industria agroalimentare si sono rivelate tossiche, allergeniche, a volte cancerogene. Sono furtivamente scomparse dagli elenchi autorizzati, mentre alcuni anni prima erano stati condannati davanti ai tribunali coloro che avevano giustamente denunciato il rischio. Il commissario europeo per l'ambiente, Margot Walstrom, ha annunciato che entro la fine dell'anno sarebbe stato pubblicato un elenco dei prodotti sospettati di provocare disfunzioni e che questi sarebbero stati sottoposti a nuove perizie. Ha promesso una nuova legislazione comunitaria ed ha riconosciuto che alcune sostanze utilizzate erano forse responsabili dei disturbi alimentari responsabili del cancro ai testicoli, alla prostata e al seno nonché della sterilità. Uno studio danese pubblicato su "Human Reproduction" dimostra che un ragazzo su due, di età compresa tra 18 e 20 anni, ha problemi di qualità del liquido seminale. Il dottor McLachlan dell'università della Louisiana ha recentemente spiegato di fronte al Parlamento europeo che gran parte delle sostanze utilizzate come conservanti o coloranti sono estremamente pericolose e possono alterare gravemente gli organi umani. Anche il dottor Charles Tyler dell'università di Brunel (GB) è giunto alle medesime conclusioni effettuando esperimenti sugli uccelli, i pesci, i molluschi ed i coccodrilli.

Lo stesso problema si pone attualmente per i rivestimenti interni delle scatole di conserva, denunciati dalle associazioni dei consumatori.

Dovete sapere che i cibi prodotti dall'industria alimentare della nostra società moderna sono riempiti progressivamente con un numero crescente di *additivi* vari. La loro quantità è aumentata di 10 volte negli ultimi 20 anni. Circa il 5% di quello che ingeriamo è costituito da addensanti, antiossidanti, cere, coloranti, edulcoranti, emulsionanti, gelificanti, stabilizzanti, ecc.

Molte di queste sostanze, benché alcune siano state eliminate, sono sospette e tra queste ve ne sono ovviamente di tossiche e pericolose. Ogni consumatore ne ingerisce circa 3 chili all'anno.

Leggere attentamente l'etichetta:

Sulle etichette, ogni additivo alimentare è indicato secondo un codice costituito dalla lettera E (che significa Europa) e da 3 numeri. Ad esempio, gli antiossidanti sono la serie da E 300 a E 321.

Di fronte alle reazioni sempre più violente delle associazioni dei consumatori e dei "verdi", le industrie agroalimentari hanno capito che "il vento stava girando" e quindi iniziano ad incoraggiare l'impiego di antiossidanti *naturali* oppure, se sono sintetici, di scarsa o nessuna tossicità.

È il caso della vitamina E naturale, dei tocoferoli di sintesi, della vitamina C sintetica, della lecitina naturale.

Gli antiossidanti raccomandati:

E300	Vitamina C sintetica
E301-304	Derivati della vitamina C
E306	Vitamina E naturale (tocoferolo)
E307-309	Vitamina E di sintesi
E322	Lecitina naturale
E330	Acido citrico di sintesi
E331-333	Citrati di sintesi
E334	Acido tartarico di sintesi

È importantissimo proteggere gli alimenti contro le *muffe*, che sono molto cancerogene. Infatti, molte sostanze prodotte dalle putrefazioni sono genotossiche, cioè nocive per il supporto ereditario, ossia il DNA che costituisce i nostri geni. I semi ed i frutti sono una vera manna per le muffe. Queste si sviluppano al loro interno, favorite da un ambiente umido e caldo. A priori, non c'è nulla di grave in questi invasori, se non fosse per il fatto che all'interno dei raccolti generano delle sostanze tossiche, le *micotossine*. Se l'aflatossina è conosciuta e tenuta sotto controllo, in quanto è stata già da molto tempo classificata come cancerogena (provoca i carcinomi del fegato), l'ocratossina A non è ancora oggetto di misure sanitarie. Questa tossina, molto nota ai cerealicoltori deriva da muffe quali *penicillium viridicatum* o *aspergillus ochraceus*. La presenza di questa tossina provoca molti grattacapi a *Nestlé* in quanto è presente nel caffè ed un'équipe la sta attualmente studiando al centro di ricerca di Vers-chez-les-blancs. Infatti, essa non scompare con la bruciatura e la torrefazione. I produttori di birra sono preoccupati anche delle contaminazioni nel malto. Attualmente sappiamo che l'ocratossina è responsabile della nefropatia endemica dei Balcani, in cui intere famiglie sono colpite da cancro al rene (M. Castegnaro, Centro internazionale di ricerca sul cancro di Lione e A. Pfohl Leskowicz direttrice del laboratorio di sicurezza alimentare dell'ENSAT). È stato dimostrato che il DNA è parassitato e subisce modifiche e rotture che provocano tumori in particolare a carico del rene e della vescica. Un lavoro pubblicato su *Cancer Letters* del gennaio 1997 dimostra che i topi sottoposti alle tossine ai quali sia stata somministrata vitamina C per una settimana non sono più soggetti alle fissazioni di ocratossina sul loro DNA (solo il 10%). Parimenti, la vitamina E limita le fissazioni al 20%.

CI RENDIAMO CONTO DUNQUE DELL'EFFICACIA DELLE VITAMINE ANTIOSSIDANTI NELLA PROTEZIONE E NELLA PREVENZIONE?

I grandi produttori agroalimentari, come ho già detto, sentono che il vento sta cambiando. Inoltre, si sono resi conto che è appena nato un nuovo mercato, forse molto lucroso, almeno per un certo periodo. I consumatori sono sempre più attratti dalle vitamine, dalla fitoterapia, dall'omeopatia, dagli oli di pesce? Bene! Poco importa, ecco gli **alicinali**. Ad essi sarà dedicato un capitolo nelle pagine successive, in cui discuteremo dei pro e contro di questa nuova via che la nostra società dei consumi sta imboccando.

1. VITAMINE DEL COMPLESSO B

Sono vitamine idrosolubili che abbiamo riunito in un unico grande gruppo in quanto le loro funzioni e la loro diffusione nei diversi tessuti dell'organismo sono strettamente connesse. Uno squilibrio nei loro rapporti può causare numerose malattie di varia natura. È particolarmente importante che siano tutte presenti e in proporzioni precise.

La VITAMINA B1 o TIAMINA

Questa vitamina svolge un ruolo essenziale per il funzionamento del sistema nervoso, dei muscoli e del cuore.

È potenziata dalle altre vitamine B, dalle vitamine C ed E, dal manganese e dallo zolfo.

È distrutta dalla febbre, dallo stress, dal tabacco, dall'alcol, dal caffè, dallo zucchero, dai sonniferi e dalle infezioni.

Consigliamo l'assunzione di vitamina B1 agli sportivi, ai soggetti affetti da malattie infettive e febbrili, agli alcolisti, ai fumatori, alle persone sottoposte a ripetuti stress.

La VITAMINA B2 o RIBOFLAVINA

È fondamentale per attivare numerosi enzimi che metabolizzano e trasformano i grassi, le proteine e gli zuccheri. Partecipa anche all'eliminazione delle tossine, alla produzione degli anticorpi, alla crescita, alla buona condizione della pelle e delle unghie, alla qualità della vista. È un antiossidante ed ha proprietà antitumorali specialmente nei tumori dell'esofago.

È potenziata dalle altre vitamine B, dalla vitamina C e dal fosforo.

È distrutta dal tabacco, dall'alcol, dal caffè, dallo zucchero, dalla luce.

È raccomandata agli alcolisti, ai fumatori, ai soggetti affetti da disturbi intestinali, a chi soffre di ipotiroidismo, agli sportivi.

La VITAMINA B3 o PP o NIACINA

È una delle vitamine su cui si è maggiormente concentrata la ricerca scientifica negli ultimi anni, quando si è scoperta la sua azione benefica sul tasso di colesterolo e sulla prevenzione delle malattie cardiovascolari. Questa vitamina mantiene inoltre il buon funzionamento del sistema nervoso e svolge un ruolo importante nella produzione degli organi sessuali. Partecipa all'azione di molti enzimi responsabili del metabolismo degli zuccheri e dei grassi.

Uno stato di carenza cronica provoca disturbi intestinali, cefalee, stanchezza, disturbi del sonno.

Una forte carenza provoca una malattia della pelle, la pellagra.

È potenziata dalle altre vitamine B, dalla vitamina C, dal fosforo.

È distrutta dagli antibiotici, dall'alcol, dal caffè, dallo zucchero.

Consigliamo l'assunzione sistematica del complesso B quando si fa uso di antibiotici.

La VITAMINA B5 o ACIDO PANTOTENICO

Questa vitamina è un componente del *coenzima* A che interviene nel metabolismo degli zuccheri, dei grassi e delle proteine producendo energia. La B5 stimola inoltre la secrezione degli ormoni sessuali e del cortisone. È fondamentale per la crescita, il sistema immunitario, la produzione degli ormoni sessuali e il funzionamento del sistema nervoso.

È potenziata dalle altre vitamine B e dalla vitamina C.

È distrutta dall'alcol, dal caffè e dagli antibiotici.

La VITAMINA B6 o PIRIDOSSINA

Come tutte le vitamine B, la B6 partecipa all'azione degli enzimi ed ormoni responsabili del metabolismo degli zuccheri, delle proteine e dei grassi. Favorisce la produzione degli anticorpi, dei globuli rossi e della vitamina B3. Contribuisce a regolare il funzionamento dell'apparato digerente, del sistema nervoso e muscolare. Può essere impiegata con successo nella cura della sterilità, delle depressioni, del diabete e delle sindromi premestruali.

È potenziata dalle vitamine B, dalla vitamina C, dal magnesio, dal potassio e dal sodio.

È distrutta dalla pillola anticoncezionale, l'alcol, il caffè, il tabacco, le radiazioni.

Parte della vitamina B6 assorbita dall'organismo viene sintetizzata dalla flora batterica dell'intestino, il resto è fornito dai cibi (carni, pesce, cereali integrali, banana, lievito di birra).

Dosi eccessive di vitamina B6 possono provocare tossicità a carico del sistema nervoso. Sono inoltre controindicate in caso di ulcera gastrica.

La VITAMINA B8 o H o BIOTINA

Il ruolo principale della vitamina H è permettere l'utilizzo delle proteine, potenziare le vitamine B5, B9 e B12, partecipare alla sintesi degli acidi grassi e degli zuccheri.

È presente in piccole quantità praticamente in tutti i cibi crudi.

È potenziata da tutte le vitamine B, dalla vitamina C e dallo zolfo. È distrutta dall'albumina cruda (chiara d'uovo cruda), dall'alcol, dal caffè, dagli antibiotici e dai sulfamidici.

La VITAMINA B9 o ACIDO FOLICO

È la vitamina della crescita. Partecipa alla formazione dell'acido nucleico, che è fondamentale per la riproduzione delle cellule del nostro corpo. È indispensabile per la protezione dei globuli rossi, ed è quindi consigliata nelle anemie e nell'arteriosclerosi. D'altro canto, gli studi in corso sembrano dimostrare che possiede proprietà anticancerose.

È assolutamente necessaria durante la gravidanza. Il feto ne assorbe una grande quantità. Si consiglia dunque di assumerne regolarmente per prevenire:

- rallentamento della crescita
- insufficiente sviluppo del sistema nervoso
- parti prematuri
- anemie.

Consigli per l'uso

Durante la gravidanza, prendere regolarmente ogni giorno 2 capsule di DELTA B associate a 2 capsule di DELTA C e 2 capsule di DELTA E.

Gli altri soggetti che hanno particolarmente bisogno di B9 sono gli anziani, gli alcolisti, i pazienti affetti da malattie gastrointestinali, i soggetti che assumono antibiotici, i neonati prematuri.

È potenziata dalla vitamina C e dal complesso B. È distrutta dall'alcol, il caffè, il tabacco, la luce e lo stress.

La VITAMINA B12 o CIANOCOBALAMINA

È una vitamina un po' particolare che si distingue per alcune caratteristiche precise:

È l'unica vitamina che contiene un minerale, il cobalto.

È l'unica vitamina idrosolubile ad essere immagazzinata, almeno in parte, dal fegato;

È presente solo nei cibi di origine animale.

Insieme all'acido folico (B9) svolge un ruolo importante nella crescita, nella produzione di globuli rossi, nell'attività del sistema nervoso e nella produzione del materiale genetico dell'organismo che porta il nome di RNA e DNA. Partecipa alla trasformazione del betacarotene in retinolo (vitamina A).

È potenziata dal complesso B, dalla vitamina C, dal calcio, dal ferro, dal potassio e dal sodio.

È distrutta dai lassativi, dall'alcol, dal caffè e dal tabacco.

In tanto che cofattore, la vitamina B12 è necessaria la moltiplicazione cellulare. Ciò è particolarmente evidente a livello di certe cellule a rinnovamento rapido come le cellule di ceppo sanguigno nel midollo osseo. In caso di deficit in B12 l'insufficienza della moltiplicazione cellulare termina in un anemia caratterizzata da un aumento della taglia delle cellule prodotte, che ha origine nel sangue a dei globuli rossi giganti, chiamati megalociti. Essa interviene nella replica dell'ADN, nella sintesi della metionina: la B12 dona il suo gruppo metile all'omocisteina e la ritrasforma così in metionina, acido amminico molto utilizzato dai corpi. Essa interviene nella secrezione degli anticorpi. La sua carenza trascina una degenerazione del sistema nervoso e più particolarmente dei nervi periferici.

La vitamina B12 è il cofattore di due tipi di reazioni enzimatiche essenziali.

- La prima è l'isomerizzazione. Gli isomeri sono dei composti chimici che possiedono gli stessi atomi, ma con una simmetria "allo specchio".
- La seconda è la *trasmetilazione*, che consiste nel trasferimento di un gruppo metile. La mutilazione interviene particolarmente nel ciclo dell'omocisteina che abbiamo citato precedentemente a proposito della vitamina B9. La B12 (sotto la sua forma coenzimata metilcobalamina) toglie l'acido folico (sotto la sua forma coenzimata metil-tetrahydrofolate, metil. THF abbreviazione) del suo gruppo metile, trasformandolo in tetrahydrofolate (THF). Il gruppo metile è portato all'omocisteina per la ritrasformazione in acido amminico metionina, è una tappa molto importante del ciclo del folate. Oltre al metil-THF, la S-adenosyl-metionina (SAM) è un importante donatore di metile, ugualmente prodotto nel ciclo del folate, che può contribuire alla rimetilazione della vitamina B12. La SAM ha numerose proprietà terapeutiche (essa esiste ugualmente sotto forma di supplemento nutrizionale ma resta relativamente costoso).

Il THF è ugualmente utilizzato dalle cellule per fabbricare dell'ADN, e in assenza di B12, il THF si è rarefatto, la sintesi dell'ADn si è rallentato e le cellule si sono viste bloccate al centro della replicazione. Come abbiamo indicato precedentemente, questo fenomeno è molto spesso sensibile a livello della sintesi dei globuli rossi.

La vitamina B12 in complementazione alimentare è la più spesso alimentata sotto forma di cianocobalamina. L'idrossicobalamina l'altra forma di vitamina B12 non coenzimata si trova soprattutto in farmacia.

Il principale difetto di queste formulazioni tradizionali della vitamina B12, è quello che esse devono subire da numerose trasformazioni, grazie a diversi sistemi enzimatici, tanto a livello digestivo che cellulare, prima di dare una forma coenzimata utilizzabile da vitamina B12.

Ne risulta che queste forme di vitamine B12 non sono dei precursori molto efficaci di forme coenzimate della vitamina B12. Questo perché sembra particolarmente preferibile utilizzare le forme coenzimate finché sono disponibili. Ne esistono due che sono importanti nel metabolismo, l'adenosicobalamina (AdeCbl) e la metilcobalamina (MetCbl). La MetCbl è la forma coenzimata utilizzata nel ciclo del folate e del omocisteina. Si trova soprattutto nel citoplasma e nel plasma. L'AdeCbl (o cobamamide o dibencozyde) si trova preferibilmente nei mitocondri dove interviene nella trasformazione degli acidi amminici e dei lipidi.

La MetCbl agisce preferibilmente per regolare il tasso di omocisteina, come agente di mutilazione dell'ADN, suscettibile a questo titolo di essere protettore contro gli agenti cancerogeni apportati dall'ambiente. Tuttavia è necessario sapere che esistono dei casi documentati dove delle forti dosi di vitamine B12 prescritta all'epoca dei tumori digestivi al riguardo agli organi ematopoietici hanno provocato degli approfondimenti evolutivi (la vitamina B12 era utilizzata in questi casi come antalgico).

La vitamina B12 è o non è un fattore di crescita per le cellule tumorali? Molti autori consigliano di evitarne l'uso nei soggetti affetti da cancro per prudenza primo che la scienza investiga di più. Penso che la verità è probabilmente entro le due. Vitamine B12 a dose fisiologica è una cosa, sopra dosaggio è un'altra storia. Una carenza favorisce il cancro, dose troppo forte lo favorisce ancora. La dose giusta gli da fastidio. Vi ricordo che una delle leggi importanti in fisiologia è l'equilibrio che si nomina omeostasia.

Sembra che la vitamina B9 non presenti questo rischio.

L'AdeCbl per sua azione sui lipidi contribuisce all'elaborazione di strutture lipidiche complesse di pareti cellulari (frazione lipidica della mielina in particolare) ed è a questo titolo particolarmente utile come protettore e restauratore di cellule nervose e di conduzioni nervose. Essa serve anche alla sintesi di acidi amminici in rami fin dal ciclo di krebs. È probabile che l'organismo sia capace di convertire una forma coenzimata nell'altra, ma in quantità limitata e fa sì che l'apporto di ciascuna conservi un impatto preferenziale sull'uno o l'altro dei processi biochimici descritti sopra.

Si consiglia ai vegani (vegetariani totali) di assumere vitamine B di tanto in tanto, ad esempio 4 capsule al giorno di Delta B in cure di 10 giorni.

Consigli per l'uso:

Le vitamine B debbono essere assunte insieme e generalmente associate alla vitamina C. Ad esempio: Delta B: 3 al giorno e Delta C: 3 al giorno in cura di 10 giorni consecutivi.

2. VITAMINA D

È l'unica vitamina che l'organismo è in grado di sintetizzare a livello della pelle esposta ai raggi solari. La vitamina D regola l'equilibrio del fosforo, favorisce l'assorbimento del calcio ed è quindi indispensabile alla crescita delle ossa e dei denti. Recenti lavori hanno dimostrato che questa vitamina ha proprietà immunostimolanti ed antitumorali. La prolungata carenza provoca il rachitismo.

Attenzione: Le dosi elevate e prolungate sono pericolose e provocano depositi di calcio a livello dei muscoli, dei vasi sanguigni e dei reni.

È potenziata dalla vitamina A e C, dal calcio e dal fosforo. È distrutta dagli anticonvulsivanti, dalla luce e dall'ossigeno. È consigliata solo in basse quantità e con assunzioni sequenziali ai prematuri, ai vegani ed ai soggetti che rimangono lunghi periodi senza esporsi al sole.

3. VITAMINA K O NAFTOCHINONE

Le funzioni della vitamina K sono molteplici ed essenziali per:

- la coagulazione del sangue,
- la prevenzione dell'osteoporosi,
- la ricalcificazione delle fratture,
- il funzionamento del fegato.

I soggetti predisposti a manifestare carenze sono quelli sottoposti a terapia antibiotica e anticoagulante, che presentano patologie intestinali (morbo di Crohn, malattia celiaca, coliti) o epatiche (cirrosi), i neonati.

Non è potenziata da alcuna sostanza conosciuta.

È distrutta dall'aspirina, dagli antibiotici, dagli anticoagulanti e dai raggi X.

4. COENZIMA Q 10 O UBIQUINONE

Il coenzima Q 10, presente in molti organi delle specie animali (cuore, fegato, pancreas, rene), ha proprietà antiossidanti e stabilizzanti della membrana cellulare. Sembra svolgere un'azione molto importante in campo cardiovascolare. I medici anglosassoni lo utilizzano normalmente per curare l'ischemia miocardica (angina pectoris), l'insufficienza cardiaca, l'ipertensione, le aritmie ed altre malattie.

Ad oggi, nessuna normativa ha stabilito il fabbisogno giornaliero.

Consigliamo una dose media di 200 mg al giorno che possono arrivare a 500 mg al giorno per gli atleti da competizione o per i soggetti obesi in cura dimagrante.

5. CARNITINA

A cavallo tra proteine e vitamine, questa molecola atipica svolge un ruolo essenziale nel metabolismo energetico della cellula.

È sintetizzata nelle cellule del fegato e dei reni sotto la forma *L-Carnitina* che non risulta tossica anche se somministrata a forti dosi. Invece, la forma *D-Carnitina* è tossica e per di più inefficace. È normalmente presente nel sangue (da 20 a 70 mcg). È presente soprattutto nelle cellule che richiedono energia, come le cellule muscolari che ne contengono una quantità 40 volte maggiore del sangue.

La carnitina svolge 3 azioni importanti a livello:

- dell'ossidazione degli acidi grassi. La L-Carnitina agisce a livello delle fibre muscolari durante lo sforzo, assicurando una migliore combustione dei grassi nei mitocondri (che fungono da caldaie), ossia le piccole fabbriche contenute nelle nostre cellule. Il suo ruolo si espleta solo in caso di sforzi prolungati,
- del metabolismo dei glucidi: favorendo l'utilizzo dei grassi, la L-Carnitina permette di risparmiare la riserva di glucidi (glucosio e

glicogeno),
- dell'escrezione di alcuni acidi organici.

I suoi effetti positivi possono essere così riassunti:

- resistenza,
- prestazioni,
- recupero,
- diminuzione della frequenza dei crampi,
- aumento della VO^2 (respirazione e assimilazione dell'ossigeno).

Ad oggi, nessuna normativa ha stabilito il fabbisogno giornaliero.

Consigliamo in generale 1 grammo al giorno in periodo di allenamento e 3 grammi in periodo di intense competizioni.

Da assumere preferibilmente nel corso della giornata, lontano dai pasti, oppure 1 ora prima dello sforzo.

Si può trovare in farmacia sotto forma di preparazione magistrale o di specialità (ad esempio *Turbodiet*).

Non bisogna dimenticare che ...

- Occorre rispettare un equilibrio tra le diverse vitamine e i minerali. In altre parole, assumere una o due vitamine non è una soluzione logica. Si sconsigliano anche i complessi di vitamine e di minerali, in quanto le dosi contenute nelle compresse sono troppo basse (altrimenti ci vorrebbero compresse o capsule enormi) e sempre sintetiche. Questo implica l'assunzione contemporanea di un certo numero di capsule.
- Bisogna preferire sempre la forma naturale, se esiste.
- L'alimentazione non basta a coprire i nostri fabbisogni e dobbiamo aggiungervi integratori alimentari.
- Occorre *leggere l'etichetta* e scartare qualsiasi prodotto contenente coloranti e conservanti, come indicato a pagina 48
- Le vitamine solubili in acqua (complesso B, C) possono essere consumate in qualsiasi momento, mentre le vitamine liposolubili, cioè solubili nei grassi (A, E, K, D) debbono essere ingerite a fine pasto.
- Le vitamine sono fragili.

ALTERAZIONE DELLE VITAMINE:

Bianco: poco stabile.
Grigio chiaro: stabile.
Grigio scuro: distrutta.

È al livello della membrana cellulare che si regolano tutti gli scambi tra le cellule.

È la membrana che controlla l'équilibrio tra l'interno e l'esterno. La respirazione, l'accesso, l'eliminazione avvengono attraverso questa ma anche grazie a questa.

Ecco perché l'hanno chiamata LA PELLE DELLA VITA.

La membrana è costituita:

- da lipidi, FOSFOLIPIDI per la precisione
- di «isolotti» di proteine che galleggiano su questo mare di lipidi
- da colesterolo, che serve ad irrigidire il tutto.

Dalla natura dei lipidi costituenti dipenderà la più o meno grande elasticità. Gli oli e i grassi che mangiamo determinano l'equilibrio della membrana.

Ora, la vita di ogni cellula è legata al buon funzionamento della membrana. Una membrana sana è una membrana «leggera», sulla quale gli scambi sono facilitati.

La rigidità della membrana è una delle cause principali delle malattie e, in particolare, della comparsa del tumore.

I radicali liberi sono i principali agenti irrigidenti le membrane cellulari.

Pensare, agire, vivere, sono possibili solo perché le cellule comunicano tra di loro. Milioni di cellule scambiano informazioni ogni secondo.

Gli scambi sono comandati da

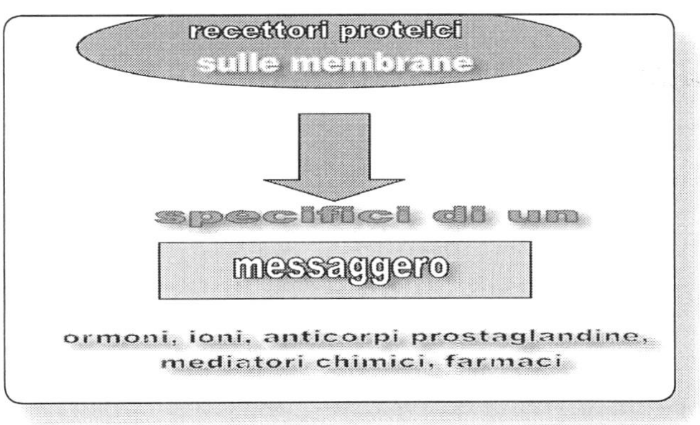
recettori proteici
sulle membrane
specifici di un
messaggero
ormoni, ioni, anticorpi prostaglandine,
mediatori chimici, farmaci

Se la membrana è rigida, i recettori proteici avranno difficoltà a mettersi in contatto con i loro messaggeri. Tutto il sistema di comunicazione e di scambi rallenterà fino a fermarsi.

L'origine della fluidità?

La natura degli acidi grassi che compongono le «gambe» del doppio strato di fosfolipidi.

Ma tutto comincia con quello che mangiamo: I lipidi della nostra alimentazione.

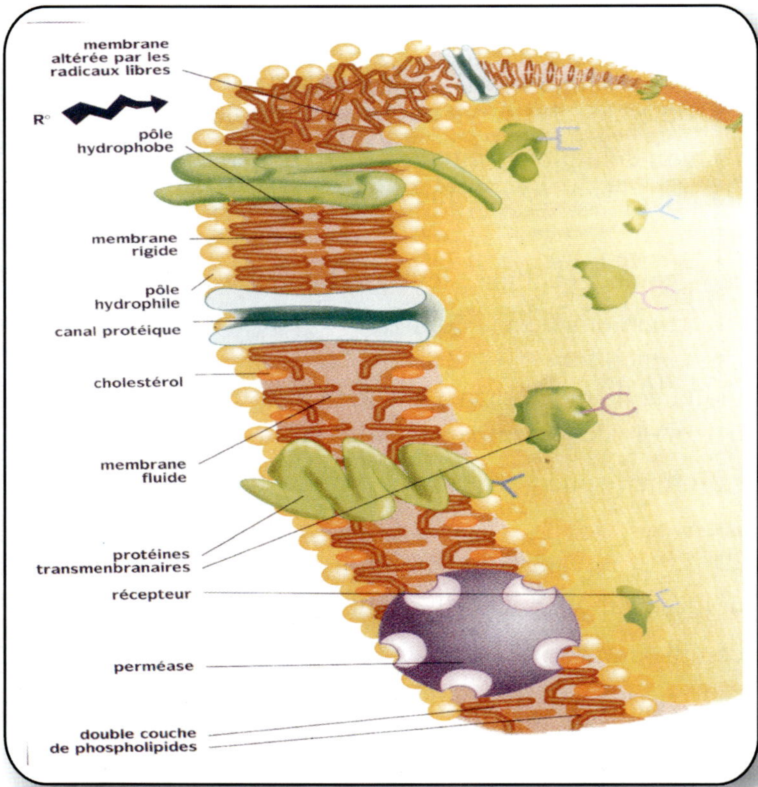

La membrana cellulare

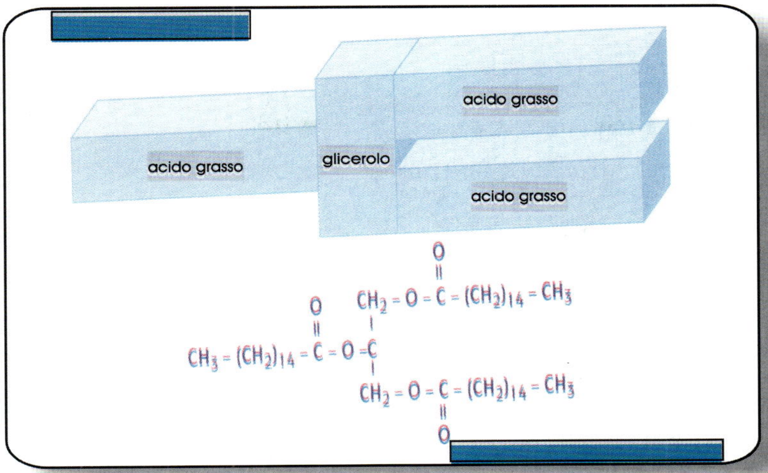

Tutti i grassi alimentari sono fatti così:
si chiamano **TRIGLICERIDI**

È la differenza della composizione in acidi grassi (saturi o insaturi) che fa sì che certi grassi sono solidi e altri liquidi a temperatura ambiente. Lo stesso avviene per la membrana.

COME L'ORGANISMO ASSIMILA I TRIGLICERIDI ALIMENTARI

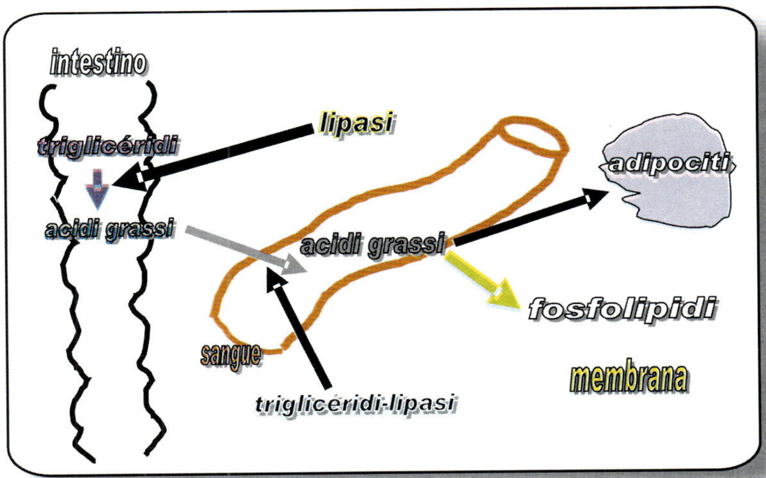

Che cos'è un acido grasso?

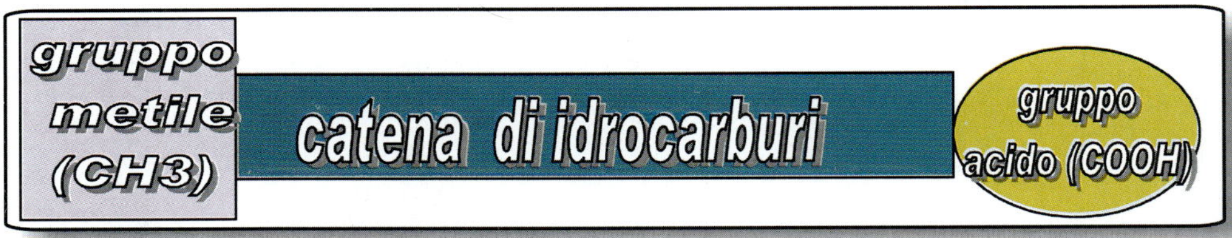

Gli acidi grassi sono classificati in funzione del numero di atomi di carbonio, dal numero di doppi legami.

Secondo l'assenza o la presenza di doppi legami si distinguono gli acidi grassi saturi (A.G.S.) e gli acidi grassi insaturi (A.G.I.).

Gli acidi grassi saturi hanno tutti i loro atomi di carbonio legati a 2 atomi di idrogeno. Tutti i legami sono saturati. Gli acidi grassi saturi sono lineari.

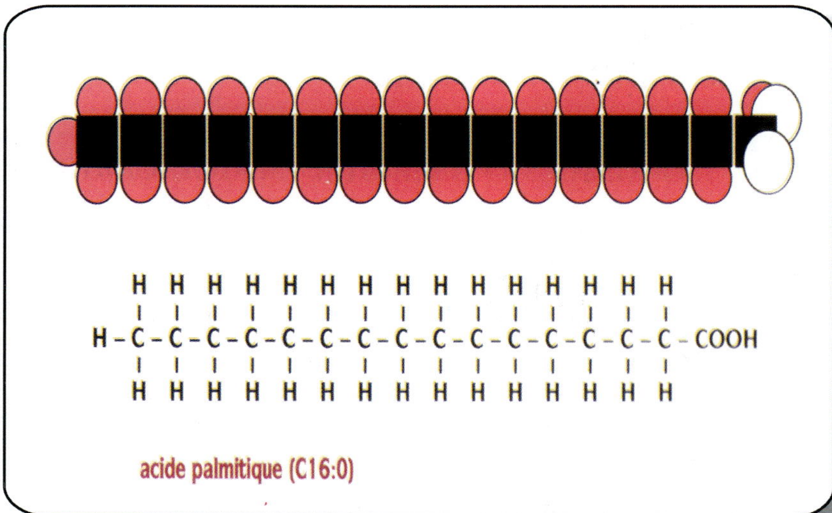

Gli acidi grassi saturi si dispongono parallelamente serrati gli uni agli altri come sardine in scatola. Sono rigidi. I trigliceridi constituiti dagli A.G.S sono solidi. Sono contenuti nelle carni e nei latticini e nelle margarine.

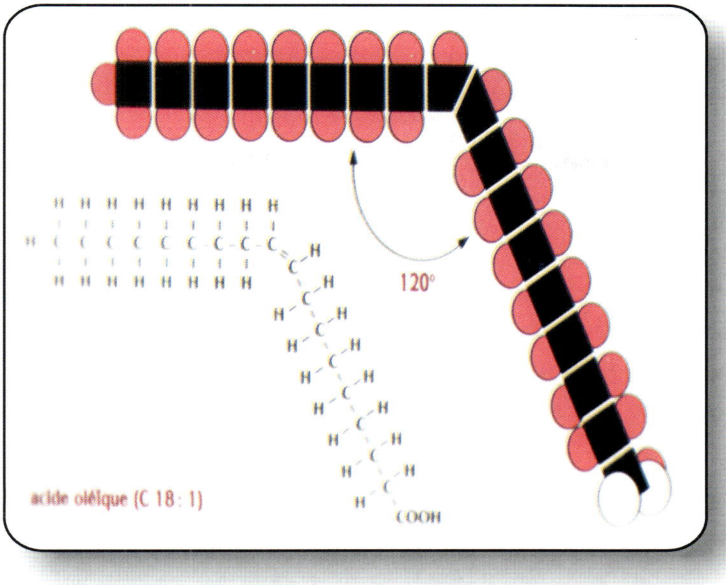

Sono acidi grassi che posseggono un doppio legame (mono- insaturi) o più (poli- insaturi). Ad ogni doppio legame la catena carboniosa fa un angolo di 120°.

Per questo gli acidi grassi insaturi (A.G.I.) occupano un volume importante nello spazio perché si respingono.

I trigliceridi ricchi in A.G.I. sono dunque fluidi. Più sono ricchi in A.G.I. più si presenteranno in forma liquida alla temperatura ambiente.

UNA MEMBRANA RICCA IN FOSFOLIPIDI COSTITUITA DA A.G.I. È UNA MEMBRANA SANA E FLUIDA

Gli A.G.I. sono classificati in 2 famiglie:

- OMEGA 6
1° doppio legame sul carbonio 6
Es. Acido linoleico (C18:2Ώ6)
Oli di mais, girasole, onagra, borragine.

- **OMEGA 3**
  1° doppio legame sul carbonio 3
  Es. Acido linolenico
  Oli di colza, soja, lino e soprattutto di PESCE
  EPA C 20:5ώ 3
  DHA C 22:6ώ 3

L'organismo umano non sa fabricare certi acidi grassi insaturi a catena lunga, questi sono detti ESSENZIALI. Sono:

- **l'acido LINOLEICO**
- **l'acido ALFA-LINOLENICO**

Devono essere presenti nell'alimentazione.

I fosfolipidi di membrana contengono 2 acidi grassi legati a una molecola di glicerolo, legato a sua volta a una molecola di acido fosforico. Hanno una testa composta di colina, d'inositolo o di serina.

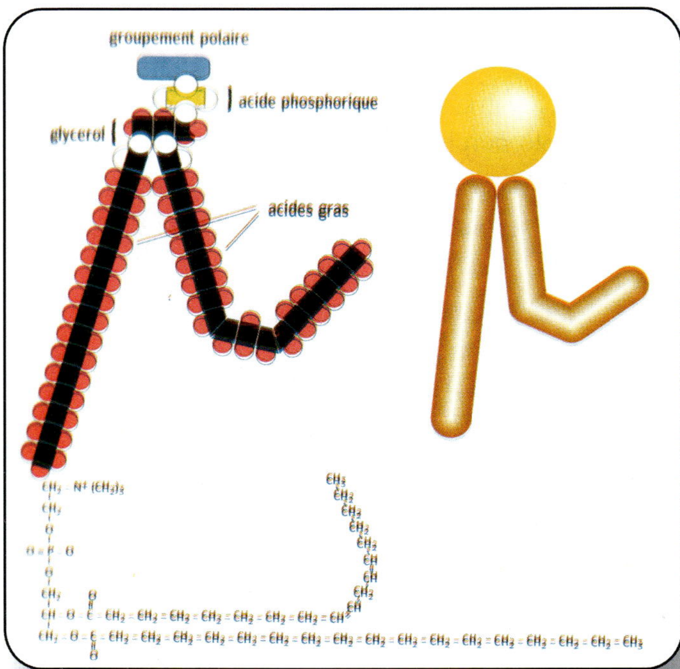

La membrana cellulare è costituita da un doppio strato di fosfolipidi.

La fluidità della membrana dipende della composizione in acidi grassi delle «gambe» dei fosfolipidi.

La ricchezza in A.G.S. o in A.G.I. determinerà la fluidità della membrana e il suo stato di salute.

QUESTO COLESTEROLO COSÌ INDISPENSABILE!

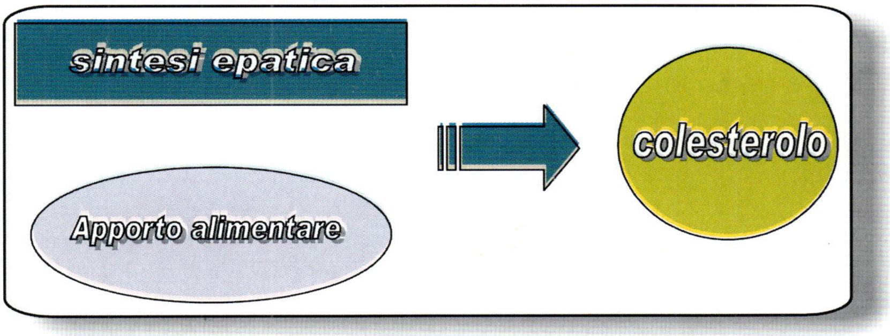

È uno steroide che ha un ruolo strutturale a livello della membrana cellulare. Si insinua nel doppio strato lipidico tra le molecole di fosfolipidi. forma l'armatura della membrana. L'organismo regola la fluidità delle membrane controllando l'apporto cellulare del colesterolo.

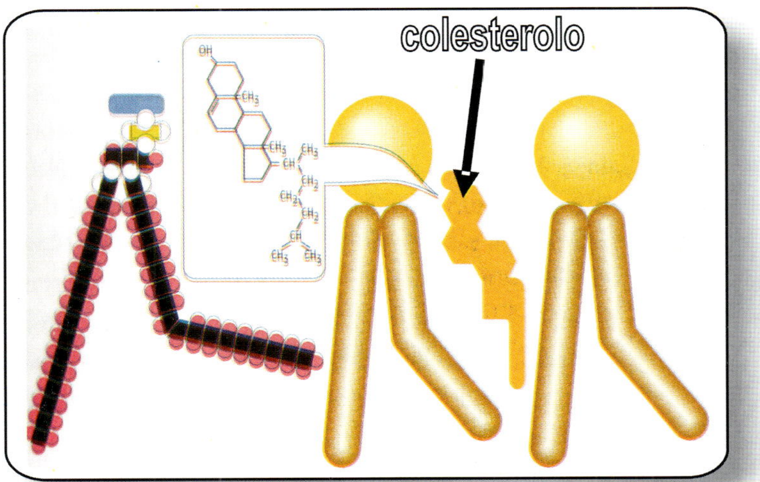

Quando la membrana è rigida, il colesterolo non ha più posto per interporsi tra i fosfolipidi. Ritorna in circolo si ossida, favorisce la creazione di placche di ateroma.

Si comprende allora che una terapia farmacologica basata sul controllo cellulare del colesterolo non serve a nulla, peggio, aggrava ancora più lo squilibrio.

In questi casi bisogna trattare il vero agente regolatore, la fluidità di membrana.

Scambi e comunicazione intercellulare vogliono dire salute. Finalmente tutte le malattie sono favorite dal cattivo stato delle membrane cellulari e il tumore non sfugge a questa regola.

I radicali liberi, quando rompono le dighe fisiologiche dell'organismo, vanno in prima battuta ad attaccarsi alle membrane cellulari.

COME PROTEGGERE E MANTENERE LA FUNZIONE DELLE NOSTRE MEMBRANE CELLULARI

1. Attenzione ai grassi animali
2. Evitare gli acidi grassi modificati
3. Attenzione agli oli da fritto
4. Attenzione ai lipidi industriali
5. Attenzione ai radicali liberi
6. Consumare gli acidi grassi *omega 6* e *omega 3*

Il problema che incontriamo in tutta la popolazione dei paesi industriali è che

> la nostra alimentazione è in carenza di acidi grassi ω3; l'equilibrio tra gli oli ω3 e ω6 è importante rispettarlo per non favorire le vie di sintesi dei mediatori ω6. sarebbe necessario teoricamente assicurarsi una porzione di 1/5 tra le ω3 e le ω6. troppo spesso il rapporto ω3/ω6 è di 1/10, a causa di un eccesso di oli vegetali.

I nostri consigli:

Evitare il più possibile i cattivi acidi grassi: i grassi animali, in particolare quelli di maiale e pecora; evitare le margarine, il latte intero ed i formaggi ricchi, l'olio di cocco. Attenzione ai fritti. Eliminare i grassi industriali (shortenings) in quanto sono manipolati e sono costituiti ormai solo da acidi grassi saturi e tossici (in particolare le margarine).

Consumare i buoni acidi grassi: oli vegetali e soprattutto gli oli di pesce. Bisogna consumare regolarmente olio di fegato di merluzzo e di salmone unitamente agli oli vegetali rispettando una proporzione di 1/5.

Nel caso delle malattie in generale e del tumore in particolare, è importante che gli scarti del metabolismo cellulare siano eliminati perché questi possono giocare un ruolo importante nella genesi e lo sviluppo dei tumori. Il ruolo delle membrane cellulari è dunque primario.

SOSTANZE CHIMICHE E TEORIA GENETICA DELLA GENESI DEL TUMORE

La maggioranza delle sostanze possono, in un modo o nell'altro, favorire la nascita e lo sviluppo di un tumore, entrando nell'organismo con l'alimentazione o la respirazione.

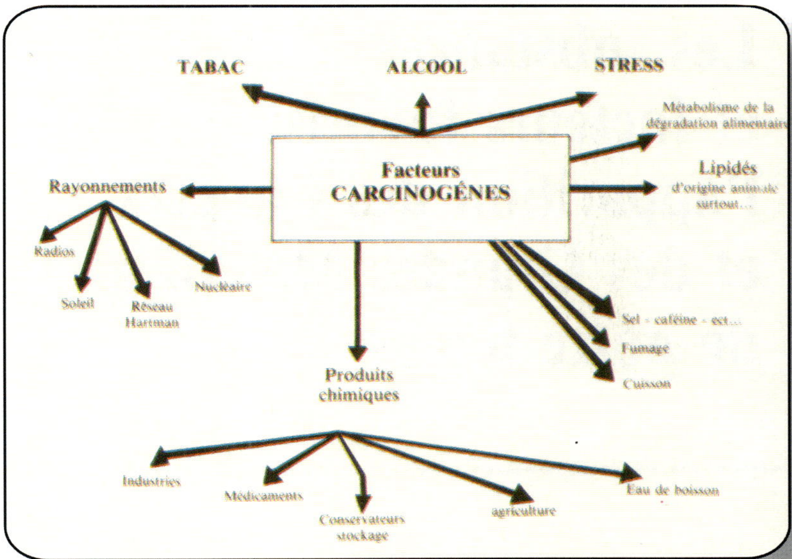

L'uomo aveva 2 opzioni:

- Sia seguire il consiglio di Hippocrate che diceva: "che l'alimentazione sia la tua medicina"
- Sia lasciarsi scivolare sulla cattiva pendenza in "scavando la sua fossa con i denti"

Sembra che la maggior parte degli individui abbiano purtroppo scelto la seconda opzione. La nostra società ha fatto e continua a fare tutto per questo. Essi non gettano la pietra, poiché noi facciamo più o meno parte di questo gruppo.

È evidente che i fattori alimentari che favoriscono il tumore sono probabilmente multipli ma i più importanti sono:

1° i grassi saturi, in generale d'origine animale, ne parleremo più avanti.

2° i derivati: sostanze carcinogeniche o co-carcinogeniche, contenute negli alimenti, cotti o crudi.

Possono essere:

1°- presenti nell'alimento all'inizio (è il problema delle tecniche moderne dell'agricoltura).
2°- ottenuti con la trasformazione dell'alimento dall'uomo: cottura, affumicatura, stoccaggio, trattamento chimico.
3°- apparsi con la trasformazione dell'alimento in vivo nell'uomo per azione del suo metabolismo.

Ora, ogni anno, si scoprono migliaia di nuove molecole. Tra queste ne esistono diverse carcinogeniche o cocarcinogeniche.

L'azione ancora sconosciuta delle micro-onde sugli atomi e gli elettroni è un esempio particolare. Quante sostanze carcinogeniche sono generate in nome del modernismo con la benedizione degli scienziati retribuiti dalle associazioni agro-alimentari?

L'esposizione, anche breve, à una sostanza cancerogenica può essere sufficente per generare un tumore.

Gli iniziatori sono sostanze che provocano una modificazione irreversibile nel DNA di una cellula. Questa modificazione si trasmetterà alla discendenza della cellula. Ma il fenomeno di «cancerizzazione» che si traduce in particolare in una moltiplicazione anarchica non avrà luogo. Si può parlare di cellule pre-neoplastiche.

I promotori sono sostanze che stimolano l'azione degli iniziatori e soprattutto possono trasformare in cellule maligne le cellule pre-cancerose "preparate" dagli iniziatori. Sono questi gli scatenatori del tumore.

I cocarcinogeni sono sostanze che non fanno altro che favorire l'azione delle sostanze cancerogeniche.

Per esempio, le badigeonnage unico della pelle con una soluzione di benzo 4-4 pirene diluita non provocherà il tumore della pelle. Se alla stessa precedentemente si applica una soluzione di tween 60 (emulsionante) si vedrà apparire un tumore cutaneo.

EKWALL ha dimostrato che questo si verifica anche a livello del tubo digestivo. I tweens permettono l'assorbimento di sostanze tossiche

che, senza la loro presenza, sarebbero incapaci di attraversare le mucose digestive.

Ora i tweens sono utilizzati:

- come emulsionanti nelle margarine
- come disperdenti nelle bibite (limonate)
- per impedire l'efflorescenza del cioccolato

È evidente che alimenti consumati nello stesso momento, contenenti sostanze cancerogeniche decuplicano questi effetti.

LE SOSTANZE CANCEROGENE

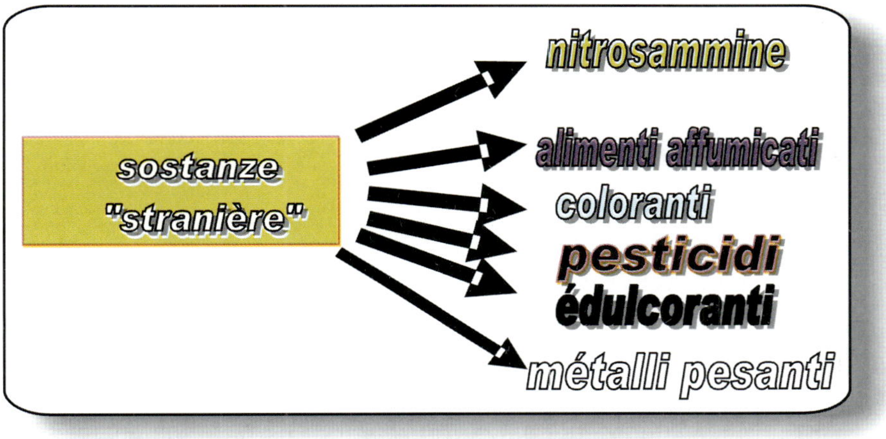

LE SOSTANZE COCARCINOGENICHE

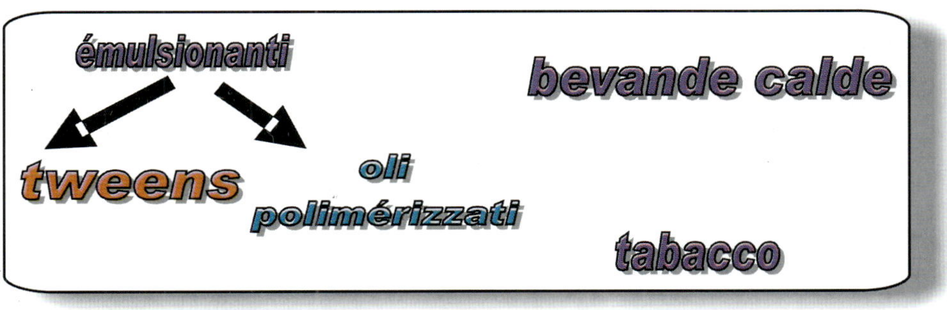

Alcune sostanze naturali possono essere carcinogeniche.

Le felci, la cycade, alcuni oli essenziali, l'aflatosine e il CAFFÈ.

Il caffè favorisce il tumore della vescica e del pancreas. Presenza di acido clorogenico, derivati fenolici, pirazine, furani, idrocarburi, glicici, **metalli pesanti**.

A PROPOSITO DELLE METALLI PESANTI........

TORINO CRONACA

Il rischio tumori si nasconde negli additivi del cibo

L'assessorato alla Sanità istituisce un servizio di osservazione per combattere il "male del secolo"

TORINO - Molte neoplasie sono state vinte dalla medicina, grazie alle scoperte del premio nobel Huggins relative alle terapie ormonali, ed agli esami di controllo preventivi. Così nella nostra regione sono in forte calo i tumori alla prostata, ed al seno. Ma nuove forme di cancro sono in agguato, e non sempre il loro decorso segue andamenti ripetitivi.

Per questo l'assessorato alla Sanità della Regione ha istituito un servizio di osservazione chiedendo la collaborazione di tutti i medici. «È nostro intento raccogliere dati, circostanze, annotazioni di ogni genere, ossia formare una casistica che attraverso uno studio specialistico possa essere utile per combattere il male del secolo» dice l'assessore Mario Valpreda. Si formerà in tal modo un pacchetto di indagine sanitaria nel quale saranno inseriti non solo le sostanze o gli eventi la cui pericolosità è già nota, ma anche i "fenomeni sospetti" dalle emanazioni radiomagnetiche dei trasmettitori dei telefonini, alle polveri sottili della circolazione stradale, dai detriti d'amianto alle estrazioni di uranio dovute alle gallerie per l'alta velocità.

Faranno parte di indagine anche gli additivi che sono sempre più presenti nell'alimentazione. Il pane di una volta, ad esempio, fatto con acqua farina e sale non esiste più. Nelle pagnotte messe in commercio ci sono emulsionanti E471, E472a, gel acidificanti, gas conservanti, partitori di glutine, estratti di malto, pozioni di enzimi. È logico , salutare, e compatibile con l'organismo umano tutto questo? Sino a che punto non sono dannose le mele trattate con sostanze mummificanti? Si portano con sicurezza sulla tavola, da consumare crudi, ortaggi, insalata, tuberi trattati con cloruri ammonici ed acido cloridrico? Il 90% del peperoncino cinese era colorato con il Rubens colchides, una sostanza tremendamente cancerogena. È possibile che l'Italia non abbia più né aglio né peperoncino a sufficienza? Garantiamo la carne esente dal virus della Mucca Pazza, ma quali garanzie ci sono sulla sua bontà?

Ito De Rolandis

"Il problema dei metalli pesanti, è un rischio per l'umanità"

Noi siamo coscienti che, dappertutto, attorno a noi la concentrazione dei metalli pesanti aumenta. Nell'aria che respiriamo, in quello che assorbiamo con il nostro sistema digestivo, con la nostra pelle, il tasso dei metalli pesanti cresce sempre più e oggi supera largamente i livelli autorizzati. È un prezzo da pagare per il progresso scientifico, ci dicono.

Poiché parliamo di prevenzione, non potevamo passare sotto silenzio 2 scandali che riguardano i progressi scientifici.

1° Le cure dentarie
2° Gli eccipienti contenuti nei vaccini

1° I materiali usati in odontoiatria contengono praticamente tutti molecole di metalli pesanti, anche se le formule riportate sulle confezioni non lo dicono.

Li **CONTENGONO**: le paste per otturazioni, i cementi, le cere.

Lo sapevamo già per quanto riguarda le corone, gli apparecchi e le otturazioni in amalgama.

Quando ci dicono che le molecole di metalli che costituiscono le leghe che sono contenute in queste sostanze non possono migrare, e che quindi questi prodotti di alta tecnologia sono inoffensivi e che la popolazione non rischia assolutamente nulla è assolutamente falso e noi abbiamo le prove del contrario, prove che sono pubblicate e tratte da lavori universitari rinomati (per esempio Dr. Haroutunian Università di Ginevra 2005).

Due fattori sono da tenere in conto quando si parla della bocca:

1° Presenza di otturazioni metalliche o di strutture metalliche.
2° Presenza della saliva

Questi 2 fattori provocano un elettrogalvanismo e questo genera il portare in soluzione i metalli piu elettropositivi.

LA BATTAGLIA DELL'AMALGAMA

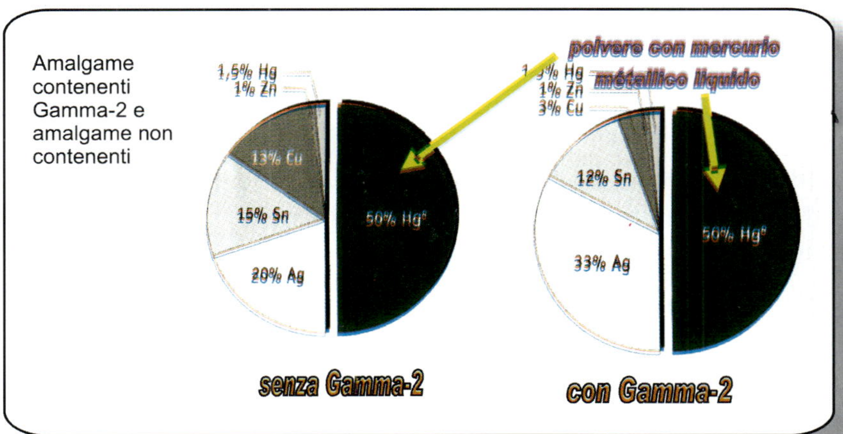

Cos'è l'amalgama?

Fino agli anni '50 la proporzione del rame nell'amalgama era molto elevata perché la liberazione così aumentata del mercurio era prevista per uccidere i batteri che provocano le carie!!!

Le amalgame senza gamma-2 presentano un fattore di corrosione inferiore ma favoriscono molto le cessioni di mercurio. È per questa ragione che il Ministero della Salute Tedesco, nel 1992, ha proibito l'uso di amalgama con Gamma-2. Sotto la pressione dei fabbricanti e degli USA, la proibizione è stata tolta nel 1995!!!!

L'amalgama si adatta bene alle cavità dentali, indurisce in 30 minuti, si dilata in maniera tale che l'otturazione s'adatta ermeticamente, la sua manipolazione è facile, è resistente e... economico per i fabbricanti e per i medici.

Queste ragioni spiegano perché questo materiale, che dovrebbe essere trattato come uno scarto tossico, è così popolare da ottenere l'assoluzione dei responsabili scientifici della salute per la popolazione.

Ci si può stupire che in Italia, per esempio, i medici sono autorizzati a mettere l'amalgama in bocca ma questi stessi hanno l'obbligo di mettere gli scarti d'amalgama in contenitori speciali dove c'è scritto "molto tossico".

"Si capirà un giorno che l'uso irriflessivo dell'amalgama come materiale d'otturazione è stato un delitto grave contro l'umanità."

Prof. STOCK

Infatti, qualche processo in USA, in Germania, ha portato a condanne o ad accordi amichevoli. Una delle principali ragioni per questa battaglia di retroguardia, quando finalmente tutti gli scienziati discutono sulla tossicità dell'amalgama, è il timore della struttura sanitaria di vedere, da una parte, arrivare una valanga di processi e, dall'altra parte, l'obbligo di rimborsare la sostituzione dell'amalgama di tutta la popolazione.

In più, i fabbricanti resistono. Bisogna sapere che, solo in Germania, 20 t di mercurio sono usate ogni anno per fabbricare 53 milioni di otturazioni!!!

Recentemente il tribunale di Francoforte ha deciso che i pazienti hanno diritto alla sostituzione delle otturazioni con amalgama con altro materiale.

Tribunale cantonale di Francoforte Az.: 30C38/99.

In Giappone l'amalgama non è più usato dal 1982.

In USA un pannello deve essere esposto nella sala d'attesa e avertire della sua tosicità.

ALTRE FONTI DI METALLI PESANTI

Durante la cremazione dei cadaveri, grandi quantità di mercurio sono liberate e si spargono nell'ambiente (11 kg all'anno solo in Germania). In Europa si pensa che almeno 20 t. di mercurio sono versate nelle acque di scarico. Le fonti sono la fabbricazione delle lampadine, dei neon, dei tubi catodici, dei termometri, dei barometri, delle tinture e delle colle. Ma è usato anche per la lavorazione del cuoio e come prodotto di protezione del legno.

Alcuni vaccini contengono formaldeide e alluminio. È il caso dei vaccini contro l'epatite B, il tetano, la difterite. Le vaccinazioni dei bambini hanno augmentato le casi di asma e diabete della popolazione infantile come lo docono molti ricercatori (esempio il Prof. Georget in Francia specialista dei vaccini).

Ci sono ancora 24 farmaci che contengono mercurio.

In più le persone contaminate dal mercurio reagiscono molto più rapidamente e violentemente agli altri veleni ambientali (gas di scarico, pesticidi, fluoro, alluminio, tinture).

La combustione del carbone scarica circa 5000 t. di mercurio all'anno!

Per la fabbricazione di 1 tonnellata di cloro, da 200 a 300 g di Hg si liberano e si accumulano nell'ambiente.

Con la nutrizione, l'uomo assorbe sempre più questo metallo pesante tossico, che si accumula a l'interno dell'organismo.

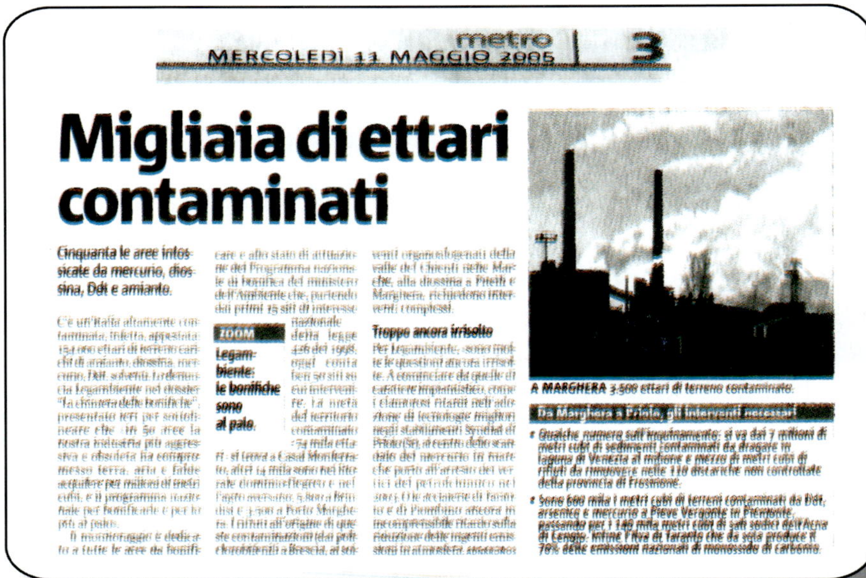

metro | 3
MERCOLEDÌ 11 MAGGIO 2005

Migliaia di ettari contaminati

Cinquanta le aree intossicate da mercurio, diossina, Ddt e amianto.

C'è un'Italia altamente contaminata, infetta, appestata: 154.000 ettari di terreno carichi di amianto, diossina, mercurio, Ddt, solventi. Lo denuncia Legambiente nel dossier "La chimera delle bonifiche", presentato ieri per sottolineare che in 50 aree la nostra industria più aggressiva e obsoleta ha compromesso terra, aria e falde acquifere per milioni di metri cubi, e il programma nazionale per bonificarle è per lo più al palo.

Il monitoraggio è dedicato a tutte le aree da bonificare e allo stato di attuazione del Programma nazionale di bonifica del ministero dell'Ambiente che, partendo dai primi 15 siti di interesse nazionale della legge 426 del 1998, oggi conta ben 50 siti su cui intervenire. La metà del territorio contaminato - 74 mila ettari - si trova a Casal Monferrato, altri 14 mila sono nel litorale domizio-flegreo e nell'agro aversano, 5.800 a Brindisi e 3.500 a Porto Marghera. I rifiuti all'origine di queste contaminazioni (dai policlorobifenili a Brescia, ai solventi organoalogenati della valle del Chienti nelle Marche, alla diossina a Priolo e Marghera, richiedono interventi complessi.

ZOOM
Legambiente: le bonifiche sono al palo.

Troppo ancora irrisolto

Per Legambiente, sono molte le questioni ancora irrisolte. A cominciare da quelle di carattere impiantistico, come i clamorosi ritardi nell'adozione di tecnologie migliori negli stabilimenti Syndial di Priolo (Sr), al centro dello scandalo del mercurio in mare che portò all'arresto dei vertici del petrolchimico nel 2003. O le acciaierie di Taranto e di Piombino ancora in incomprensibile ritardo sulla riduzione delle ingenti emissioni in atmosfera. [illegible]

A MARGHERA 3.500 ettari di terreno contaminato.

Da Marghera a Priolo, gli interventi necessari

- Qualche numero sull'inquinamento: si va dai 7 milioni di metri cubi di sedimenti contaminati da dragare in laguna di Venezia al milione e mezzo di metri cubi di rifiuti da rimuovere nelle 110 discariche non controllate della provincia di Frosinone.
- Sono 600 mila i metri cubi di terreni contaminati da Ddt, arsenico e mercurio a Pieve Vergonte in Piemonte, passando per i 140 mila metri cubi di sali sodici dell'Acna di Cengio. Infine l'Ilva di Taranto che da sola produce il 70% delle emissioni nazionali di monossido di carbonio.

EFFETTI BIOLOGICI DEL MERCURIO E DEI METALLI PESANTI

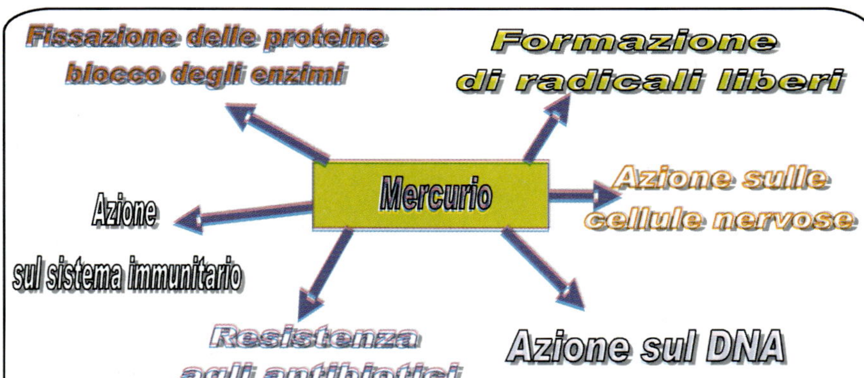

Fissazione delle proteine e blocco degli enzimi

Il mercurio ha una forte tendenza a legarsi allo zolfo. Ora si sa molto bene che lo zolfo è un componente di numerose proteine.

In effetti, 3 aminoacidi, constituenti delle proteine, contengono zolfo:

- cistina
- cisteina
- metionina

Sappiamo anche che queste proteine sono i componenti principali degli enzimi che sono necessari alla vita.

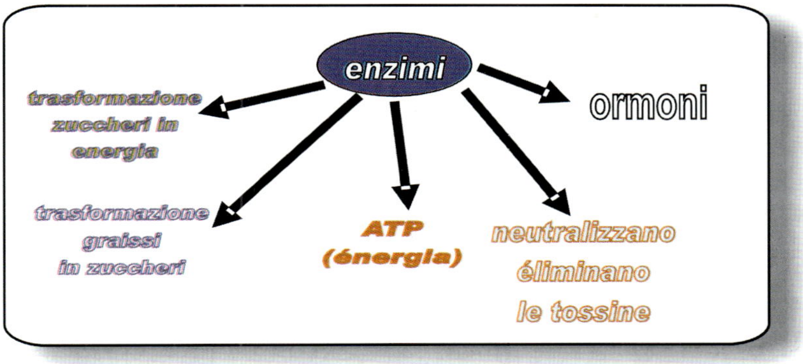

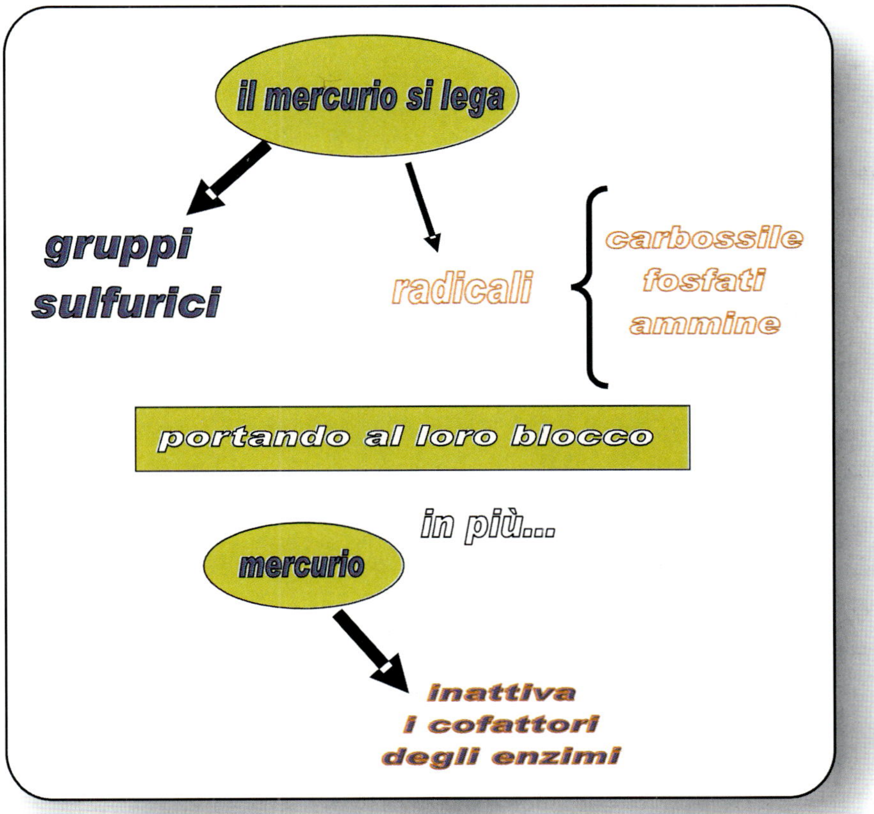

In fine......

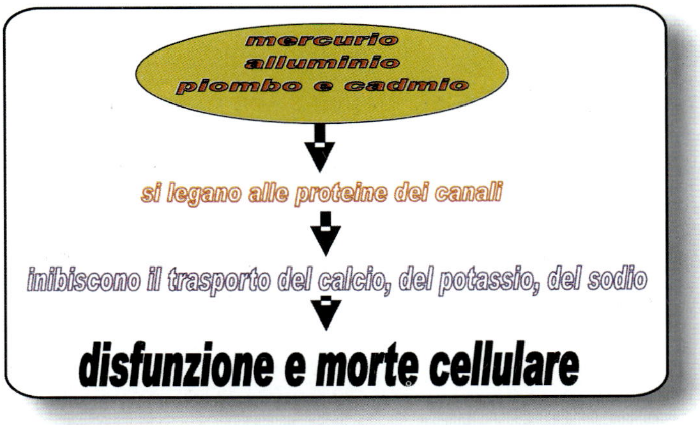

Azione sul DNA

Il DNA contiene 5 basi: i suoi "mattoni":

Timina, uracile, adenosina, guanina e citosina.

Il mercurio si lega soprattutto alle prime 2, timina e uracile.

Con la accresciuta formazione di radicali liberi si producono anche danni alla informazione genetica potendo portare al tumore o alla morte cellulare.

Azione sul sistema immunitario

Nella membrana esterna della cellula si trovano numerose proteine funzionali o costituenti dei siti di ancoraggio (recettori per gli ormoni, trasmettitori d'informazione). Tutto ciò è la "carta d'identità" per il sistema immunitario, affinché questo riconosca la cellula come "amica".

Il mercurio legandosi a queste proteine annienta le loro funzioni.

Il sistema immunitario, valutando le proprie cellule come "nemiche» tenta allora di distruggerle.

È l'inizio di una malattia auto-immune.

Azione sulle cellule nervose

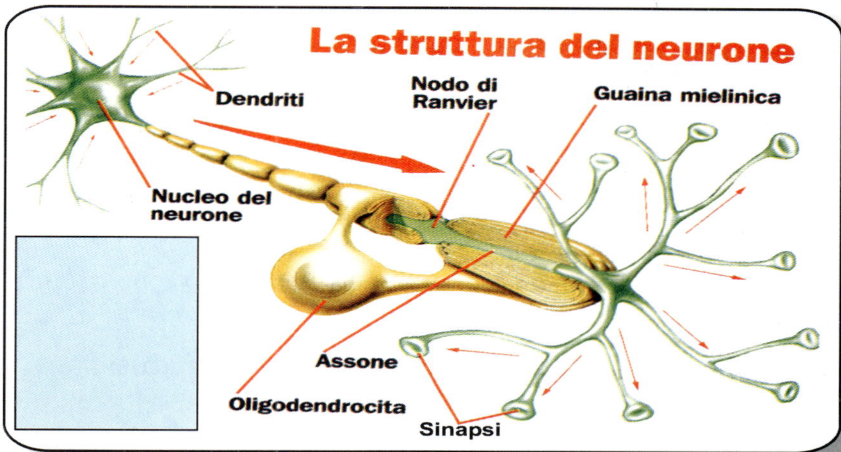

Una delle proprietà particolarmente "sornione" del mercurio è che si concentra nelle cellule nervose.

Negli assoni, esistono strutture (tubuline e actine), nelle quali le sostanze assorbite, per esempio gli aminoacidi, le vitamine, i lipidi, sono trasportati nelle cellule nervose.

D'altra parte, le sostanze messaggere (neurotrasmettitori) prodotti nella cellula devono arrivare alla fine dell'assone dalla tubulina, per trasmettere l'eccitazione essenziale, cioè l'ordine.

Il mercurio si deposita su queste strutture e modifica la capacità di trasporto della tubulina. In più, c'è distruzione della mielina sia da parte dei radicali liberi, sia dallo scatenamento di un processo auto-immunitario.

ECHEVERRIA e APOSHIAN hanno dimostrato e pubblicato già nel 1998 che deboli dosi di mercurio, inferiori ai valori limite riconosciuti, bastano ad alterare il sistema nervoso e il comportamento umano (FASEB j.12(11) 971-80).

Le malattie auto-immuni seguenti possono avere la loro origine da una intossicazione di metalli pesanti e in particolare al mercurio:

Alzheimer, parkinson, fibromialgia, malattie cardiovascolari, candidose intestinale, sterilità, tumori, PCE, glomerulonefrite, Sclerosa in piaca, etc....

Come fare diagnosi d'intossicazione da mercurio o da un metallo pesante?

La ricerca dei metalli pesanti con l'analisi dei capelli dà indicazione interessante ma con una fidabilità discutibile. Davanti a un tribunale gli esperti rifiutano questo esame. Dobbiamo dunque utilizzare un altro test riconosciuto dalla scienza ufficiale, **il test MELISA** (Memory-Lymphocyte-Immuno-Stimulation-Assay) rimborsato dalle mutue tedesche, svedesi, olandesi, svizzere.

È la ricerca nel sangue di cellule memoria che reagiscono col mercurio o con altri metalli.

Nel caso specifico dell'amalgama la tecnica deve affidarsi prima alla valutazione delle correnti elettriche provocate dalla presenza di metalli nella saliva. Sono le correnti elettrogalvaniche.

In effetti i metalli nella bocca funzionano come una pila e creano una corrente elettrica misurabile con vari tipi d'amperemetri, per esempio il VAD-2.

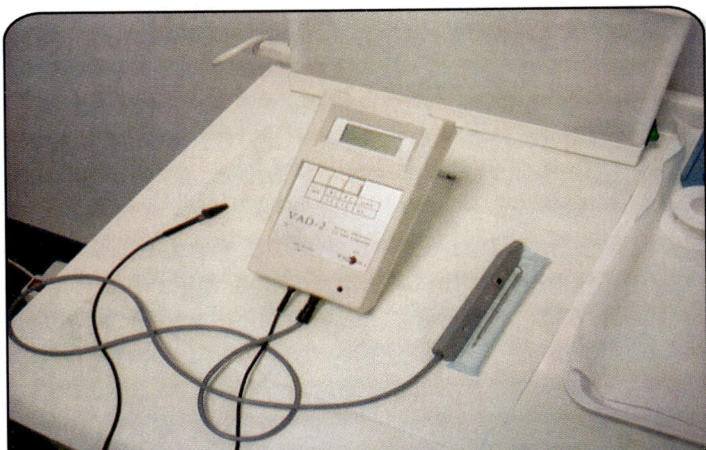

VAD-2

In caso di intossicazione al mercurio, bisogna in prima istanza risanare la dentizione, e in altri termini, togliere le amalgama. Ma.......

Attenzione:
la rimozione dell'amalgama deve seguire regole precise

Il mercurio già depositato nel corpo, soprattutto nel sistema nervoso, può determinare reazioni, in generale reazioni "carenziali" talora violente e durature. In più il deposito può determinare una disseminazione di mercurio ulteriore non auspicabile. Bisogna prendere precauzioni e seguire un protocollo efficace e ben codificato.

Queste cose dovete conoscerle, anche se non siete dentisti, per controllare che il lavoro sia fatto correttamente.

Esistono 4 grandi regole da rispettare:

1°- Valutare con lo studio delle correnti quali sono le amalgame più nocive e determinare l'amalgama «direttore» della pila creata dall'elettrogalvanismo. Ciò permette di determinare l'ordine nel quale si devono rimuovere le amalgame.

2°- Proporre una terapia pre e post-rimozione.
Questa deve partire almeno 10 giorni prima della data della rimozione e continuare almeno 10 giorni dopo.
Prendere 10 g di chlorella al giorno e 3 capsule d'Ail des ours al giorno.
Aggiungere antiossidanti, Vitamine E e C, selenio e zinco come oligo-elementi e glutatione ridotto.

3°- Usare una tecnica di rimozione corretta associando metodi meccanici e misure di protezione efficaci. Cioè:
- usare un fresa nuova e lenta tentando di dividere in due l'otturazione e finendo con una leva.
- usare una doppia aspirazione
-fare una irrigazione continua d'acqua
-proteggersi con una maschera
-usare se possibile una diga clean up e non la diga classica che ha 2 inconvenienti maggiori: è infiltrata rapidamente dai vapori di mercurio e non protegge il malato; ha la forma di un cono che concentra la polvere dell'amalgama sotto la gengiva.
Una tecnica semplice ed efficace che limita la contaminazione del mercurio durante la rimozione con la fresa 100 volte in più di una rimozione senza precauzioni.

4°- Non rimuovere che un amalgama per seduta e spaziare con 3 settimane al minimo.

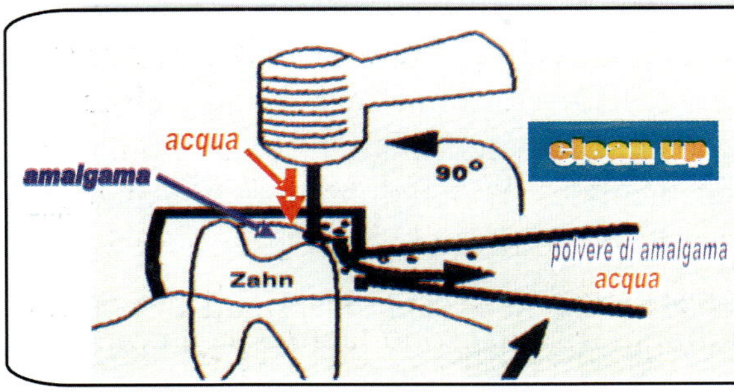

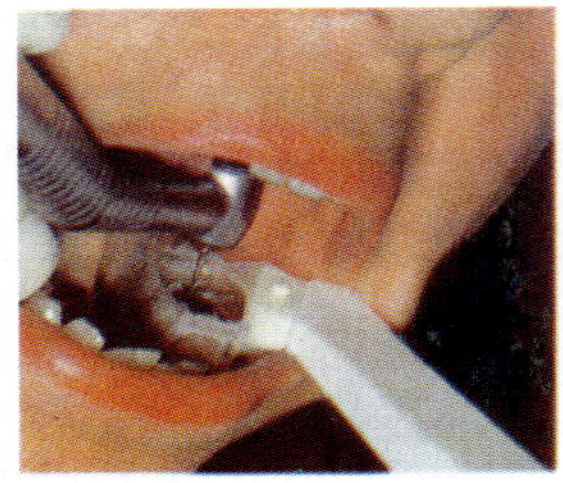

Esistono altri sistemi di detossicazione dei metalli pesanti, in particolare i chelanti:

- DMPS (dimercaptopropano solfato)
- DMSA (acido dimercaptosuccinico)

Questi 2 prodotti possono accellerare la disintossicazione. **<u>Ma non devono essere usati se le otturazioni sono ancora presenti</u>**. Bisogna considerarli come una terapia terminale, alla fine di un trattamento. In effetti mobilizzano fortemente il mercurio delle otturazioni ancora presenti e sono dunque pericolosi.

Altro punto primordiale, nel caso delle malattie in generale e del tumore in particolare; è importante che gli scarti del metabolismo cellulare siano eliminati perché questi possono giocare un ruolo importante nella genesi e lo sviluppo dei tumori. Il ruolo delle membrane cellulari è dunque primario ma anche quello degli organi del corpo che devono eliminare questi scarti pericolosi.

Esiste una moltitudine di scarti che provengono dal metabolismo cellulare ma anche sostanze diverse assorbite con l'alimentazione o la respirazione o anche con i farmaci.

Quelli che sono poco solubili nell'acqua sono facilmente eliminabili.

Per contro, gli altri asono stoccati nel corpo. Tra questi ultimi esistono sostanze carcinogeniche o cocarcinogeniche.

Per opporsi e annullare l'azione di questi scarti abbiamo 2 possibilità:

1° apportare degli **INTEGRATORI** che le catturano.
2° sostenere e attivare gli **EMUNTORI** che le eliminano.

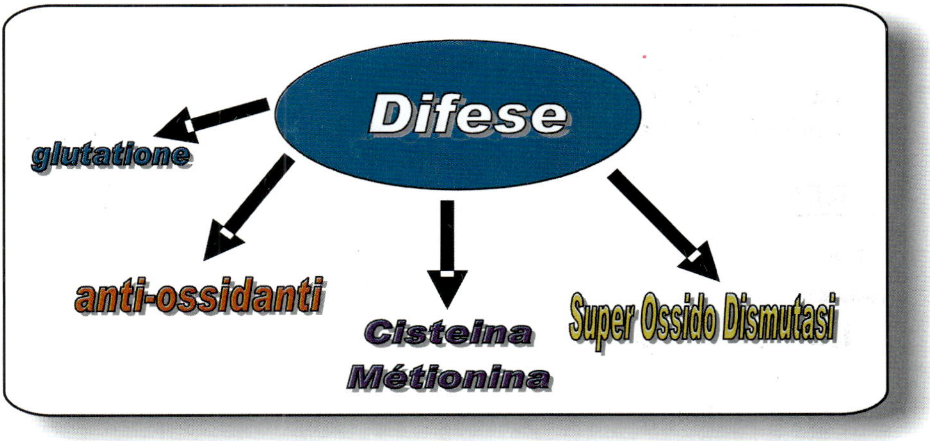

FEGATO

Il fegato è un organo particolarmente importante. Fuori dal suo ruolo emuntorio è, inoltre, il luogo di stoccaggio di numerose sostanze essenziali per il buon funzionamento dell' organismo, in particolare la vitamina A e la vitamina B12. Sostenere la sua funzione EMUNTORIA è indispensabile se vogliamo rimanere in tema di buona sanità.

L'alimentazione è evidentemente la sua grande amica. L'alcool e i medicinali sono i suoi più grandi nemici.

Di fronte a questo sovraccarico, possiamo aiutarlo efficacemente con un regime appropriato e dei protettori e dei trainanti.

I nostri consigli:

Il regime di base: un pò di materie grasse saturate soprattutto cucinate. Un pò di salumi. No margarina. Un po' di latte e crema. Insistere sulla frutta e sui legumi soprattutto crudi. No al vino. No alle bevande zuccherate (coca, fanta, etc.).

I protettori e i trainanti:

Qualche esempio:

DRAINACOMPLEX 2 t. caffè la mattina e la sera con un po' d'acqua

DESMODIUM ASCENDENS estratte 2 t. caffè la mattina con un po' d'acqua

SEROCYTOLS suppositori tipo EMUNTORI o DVPF1: 2 supposte a settimana la sera prima di andare a letto.

Vitamine B12 solo se è in carenza

GLUTHATIO ridotto

RAPHANUS 1 ampolla la mattina o a mezzogiorno prima dei pasti.

RENI

Un proverbio francese dice "fare pipi o morire" ciò riassume l'importanza di questo emuntorio.

L'acqua è il segreto della sanità dei reni. Ritornate al capitolo dove noi spieghiamo cos'è un'acqua di qualità.

L'alimentazione è ancora importante. Certi alimenti sono in parte tossici per la funzione renale, in particolare tra i conservanti. Lo stesso per certe piante, esempio l'asparago.

I medicinali sono i grandi nemici dei reni: certi antibiotici, anti-infiammatori, anti-depressivi, anticolesteroli, anti-cancerogeni (cisplatina), etc.

I nostri consigli.

I protettori e trainanti:

L'acqua e ancora l'acqua (2 litri al giorno)

DESMODIUM estratto

DRAINACOMPLEX

SEROCYTOLS supposte tipo EMUNTORI e RENI

INTESTINO

L'intestino allinea uno degli elementi più importanti per il funzionamento di tutto l'organismo. La flora intestinale. Essa gioca un ruolo multiplo e in particolare costituisce il motore principale dell'assorbimento delle sostanze nutritive, dei meccanismi delle difese immunitarie e dell'eliminazione della più grande parte dei rifiuti del metabolismo cellulare.

La qualità e la composizione della flora intestinale sono un altro aspetto importante, in quanto intervengono anch'esse in molte affezioni. Infatti, tutti i germi che vivono nel lume intestinale debbono convivere mantenendo un equilibrio ben preciso, per raggiungere obiettivi altrettanto precisi.

Suddivisione della microflora intestinale dell'uomo

Stomaco Duodeno	povero di germi
Intestino tenue	thermophilus, colibacilli, acidophilus, lattobatteri, caseus, ramnosio, altri
Colon	bifidus, thermofilus, faecum, cillibacillus, acidophilus, reuteri, permentum, casi, ramnosio, altri
Sigmoide Ampolla rettale	bifidus, colibacillus, subtilis, faecium

Semplificando e riassumendo, la flora intestinale deve in particolare:

- svolgere un ruolo meccanico a livello del transito intestinale e della funzione digestiva,
- contribuire all'elaborazione di sostanze o enzimi indispensabili per l'organismo, ad esempio la vitamina B12 e la vitamina K,
- contribuire all'assorbimento di minerali (ionizzandoli), di vitamine, di enzimi, di farmaci. ecc.,
- partecipare al metabolismo e all'equilibrio del colesterolo,
- combattere alcuni bacilli o funghi che, altrimenti, invaderebbero il nostro intestino, ad esempio la Candida Albicans,
- partecipare al corretto equilibrio delle difese immunitarie.

E questa probabilmente è solo una parte degli ambiti in cui interviene la flora intestinale.

Risulta subito chiara l'azione nociva che possono esercitare i fattori esterni che aggrediscono, impoveriscono o distruggono la flora digerente:temperatura, pH, alimentazione, e soprattutto farmaci (antibiotici, cortisone, antinfiammatori, antimitotici, ecc.).

L'intestino tenue è un organo indispensabile tanto quanto il cuore, i polmoni, i reni o il fegato. Quest'ultimo è una sorta di fabbrica energetica che si occupa, tra le altre funzioni, dell'assorbimento di sostanze essenziali, in particolare delle vitamine. Senza di lui e senza il suo corretto funzionamento, potete assorbire chili di vitamine e minerali senza assimilarli. Tutto il problema ruota intorno ai batteri che popolano il nostro intestino e che possono inoltre diventare pericolosi per la nostra salute (patogeni) in presenza di condizioni favorevoli al loro sviluppo anarchico, condizioni che dipendono strettamente dall'equilibrio sono un'alimentazione scorretta, la presenza di agenti tossici (ad esempio antibiotici), o l'esistenza di stress fisici, chimici, psichici od emotivi.

Un altro aspetto evidente è che l'intestino costituisce la prima barriera di resistenza alle invasioni batteriche e virali. Si tratta quindi di un elemento fondamentale delle difese immunitarie. "Viviamo circondati da virus che veicolano tutte le malattie. Li respiriamo e li ingeriamo in ogni momento senza vederli, senza rendercene conto. Il mondo non è sterile. Eppure, la maggior parte delle volte non subiamo alcun danno e la malattia non ci aggredisce. Perché? Semplicemente perché il nostro organismo possiede delle difese immunitarie in grado di riconoscere e bloccare gli agenti patogeni".

L'apparato digerente è dotato di un enorme sistema di difesa che fa parte del sistema immunitario globale dell'organismo. È costituito dalla presenza di linfociti (globuli bianchi) nelle pareti intestinali, tra cui annoveriamo i macrofagi (globuli bianchi capaci di catturare e "mangiare" i batteri o gli organismi estranei), e di piccoli organi molto particolari, le placche di *Peyer*, che sono considerate alla stregua di linfonodi e che rivestono la parete dell'intestino e soprattutto dell'intestino tenue. Esistono anche altre formazioni linfatiche simili alle placche di Peyer (appendice vermiforme, follicoli solitari, ecc.). È proprio al livello di queste formazioni linfocitarie che avviene l'assimilazione degli *antigeni.* Da quel momento, e non mi addentrerò in spiegazioni scientifiche difficili e noiose per voi, saranno elaborate e secrete le Immunoglobuline A (IgA). Per spiegare il ruolo in modo semplice, vi basti sapere che le IgA fungono da intonaco antisettico che riveste la parete dell'intestino e permette di regolarizzare l'assorbimento degli antigeni, delle tossine batteriche o altre tossine che si trovano nel lume dell'intestino. Mi rendo conto che molti di voi troveranno questi discorsi un po' complicati, ma era indispensabile farvi toccare con mano due aspetti importanti:

- Il fatto che l'intestino non sia soltanto un tubo alimentare, che esso rappresenta l'organo che per primo viene a contatto con il mondo esterno ed i suoi pericoli, che è la grande barriera di difesa che ci protegge contro *tutte le malattie*.
- Di conseguenza, dobbiamo rispettarlo, aiutarlo e mantenerlo "in forma". A tal fine occorre fare attenzione ad una corretta alimentazione e smettere di distruggerci a fuoco lento con abitudini disastrose, sempre più squilibrate dalla nostra società e dal settore agroalimentare industriale che, continuando di questo passo, sta distruggendo l'umanità.

Consigli pratici

1. *Attenzione all'alimentazione.*
2. *Rinnovare continuamente la flora intestinale, soprattutto in seguito a terapie antibiotiche, assumendo fermenti lattici equilibrati e vivi. Non è facile procurarseli oggigiorno. Sul mercato si trovano prodotti che hanno una formula incompleta e, ad esempio in Francia, dopo la scomparsa del l'Amphovaccin intestinale, bisogna accontentarsi del Colopten, del Bactisuptil e del Lactibiase. In Italia, la serie dei* ***Bio Flor****.*

Gli elementi necessari per mantenere o rinnovare una flora intestinale di buona qualità sono

1°- i batteri selezionati, i PRIOBIOTICI.
2°- i nutrienti, i PREBIOTICI incaricati di nutrire i batteri.
3°- Gli oligo-elementi altamente assimilabili.
4°- Gli enzimi.
5°- Il complesso vitaminico B.(La vitamina B12 solamente se esiste una carenza riconosciuta con l'esame biologico del sangue).

Ma l'elemento più importante resta l'equilibrio tra tutti i batteri probiotici.

I nutrienti probiotici

Sono gli "alimenti" per i miliardi di batteri (probiotici) che vivono nell'intestino.

Il ruolo è di stimolare lo sviluppo della flora intestinale fisiologica.

Le cause di un disequilibrio della flora intestinale sono multipli come indicati qui:

Cause del disequilibrio digestivo e intestinale

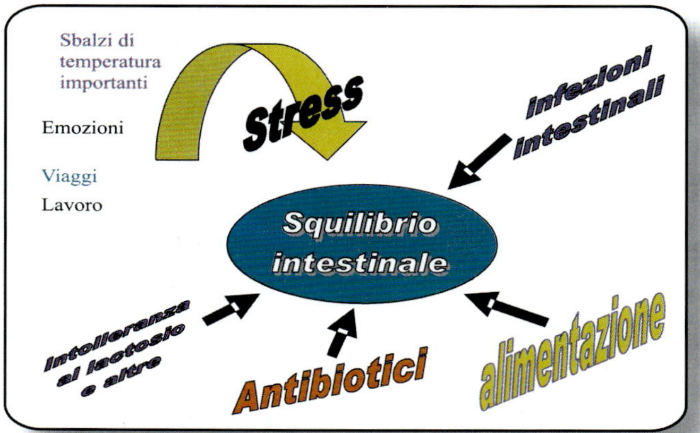

Riequilibrare la flora intestinale è capitale

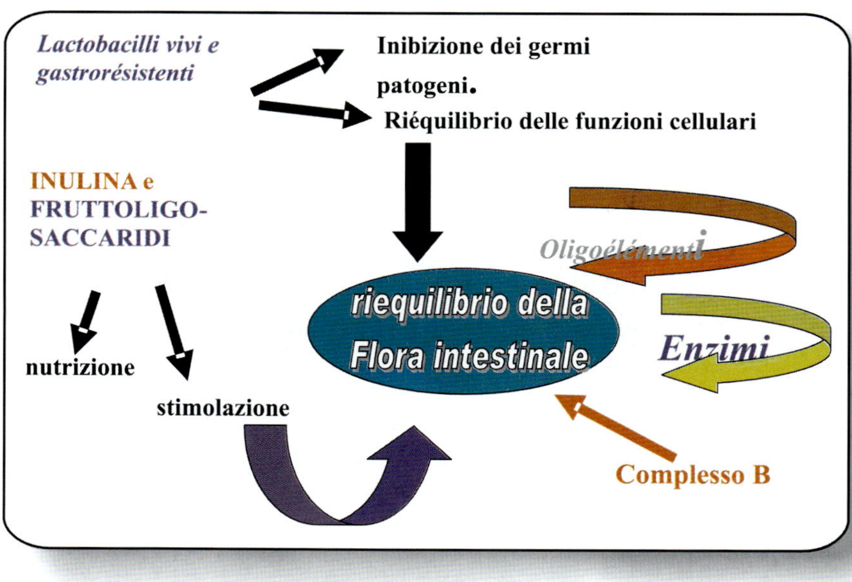

Ma non dimenticare di ricercare le eventuali intolleranze alimentare per esempio utilizzando il eytotoxic test.

Consigli pratici

1. *Attenzione all'alimentazione.*
2. ***Rinnovare continuamente la flora intestinale, soprattutto in seguito a terapie antibiotiche, assumendo fermenti lattici equilibrati e vivi. Non è facile procurarseli oggigiorno. Sul mercato si trovano prodotti che hanno una formula incompleta e, ad esempio in Francia, dopo la scomparsa dell'Amphovaccin intestinale, bisogna accontentarsi del Colopten, del Bactisuptil e del Lactibiase. In Italia, la serie dei Bio Flor e Microflora sono di una buona qualità. In Belgio il Probactiol IB è di ottima qualità.***

BIOFLOR 1 – 2 – 3 1 A 2 capsule al giorno di ogni tipo 10 giorni al mese.
PROBACTIOL IB 2 capsule al giorno 15 giorni
MICROFLORA 1 a 2 flaconi al giorno
DELTA B 3 capsule al giorno 10 giorni al mese
Plasma di Quinton isotonico 1 fiale il mattino in cura di un mese
Intolleranza alimentare Verificare sistematicamente

Esercizio fisico e acqua e frutti per combattere la stitichezza

Idrocolon: Questa tecnica presenta enormi vantaggi.
Essa pulisce i tratti intestinali che permettono in seguito di ricostruire la flora nel suo insieme. Noi consigliamo:
1. di trattare i dysbioses in un primo tempo: per esempio per CANDICID (2 compresse al giorno per 10 giorni) associato a PREACID (2 compresse al giorno per 10 giorni)
2. di praticare in un secondo tempo una IDROCOLOTERAPIA.
3. riesaminare in un terzo tempo l'intestino per una flora intestinale di qualità: per esempio BIOFLORA (1-2-3) a ragione di 3 capsule al giorno di ciascun tipo (1-2-3) per 10 giorni.
Questo trattamento è consigliabile dopo tutti gli usi antibiotici.

POLMONE

La funzione respiratoria non può essere dimenticata. Dopo la funzione digestiva, è la via di assorbimento preferibile di prodotti e sostanze tossiche generatrici di radicali liberi. Il polmone è l'organo più a rischio nelle popolazioni delle grandi città e la maggior parte dei mestieri utilizzanti delle sostanze volatili e i pesticidi e diserbanti di tutte i tipi. È dunque particolarmente indicato consumare degli anti-ossidanti in modo continuo per proteggere il sistema respiratorio e l'organismo in generale.

I nostri consigli:

Delta E: 1 capsula al giorno di continuo
Plasma del Quinton istonico: 1 ampolla al mattino di continuo
Glutatione ridotto o/e precursori: in cura da 10 giorni
Vitigin: 2 t. di caffè 2 volte al giorno in cura da due mesi
Omega 3: 3 al giorno in continuo
SEROCYTOLS supposta tipo POLMONE o POLMONE NEURALE o DVPF
Sport e yoga-chant fortemente consigliato per le insufficienze respiratorie

LA PELLE

La pelle partecipa anche all'eliminazione delle tossine e delle sostanze nefasti ai corpi umani. La sanità della pelle non è che il riflesso della sanità dell'organismo. È per questo che i trattamenti locali della pelle sono inefficaci se non si comincia a trattare "l'interno".

A tutte queste ossessioni della vecchiaia e delle rughe che si curano nei centri estetici e nei saloni di bellezza, e se vogliono dei risultati, io consiglierei loro di trattare prima, durante e dopo i loro emuntori. Si sottintende il ritardarsi sulla loro alimentazione e i loro supplementi in vitamine, oligoelementi e acidi amminici. Sopprimere il tabacco, bere acqua e dormire almeno 7 ore al giorno. Attenzione al troppo sole.

I nostri consigli:

Delta A: 1 capsula al giorno in continuo

Delta E: 4 capsule al giorno di continuo
Gammacomplex: un'applicazione la sera prima di andare a letto

Nota: l'utilizzo di ormoni in particolare gli estrogeni, è spesso consigliata per dei medicinali o prescritte su domanda delle donne dopo la menopausa.

È necessario avvertire la popolazione che gli estrogeni sono ora classificati nelle 8 sostanze più cancerogene. Questi ormoni sono dei fattori di crescita delle cellule tumorali e rappresentano un pericolo non indifferente per le donne in generale e non soltanto per quelle che presentano o hanno presentato un tumore al seno, alle ovaie o all'utero.

La gammacomplex: una protezione della pelle eccezionale.

Protettore e rigeneratore della pelle del sistema capillare superficiale, grazie ad una base estratta da piante fresche. Ma soprattutto possiede una qualità indispensabile: permette una penetrazione eccezionalmente importante e rapida di elementi che trasporta:

minerali (Mg, Cu, Zn), acidi grassi insaturi (omega 3-6-9), piante (ylang-ylang, marijuana, eucalipto, lavanda, cajeput, limone, menta, rosmarino), indispensabili alla vitalità cellulare.

I nostri consigli.

Da 1 a 3 volte al giorno un massaggio leggero fino alla penetrazione.

Può essere utilizzato per i massaggi linfatici o la cura delle vene del viso.

- Un'alimentazione a base di cereali, frutta e verdura, ricca di fibre vegetali.
- Pochi grassi animali, quindi poca carne, eliminando la carne di maiale e di pecora e il latte intero.
- Eliminare i cibi che presentano segni di intolleranza alimentare
- Consumare oli vegetali, eliminando le margarine.
- Evitare i fritti, l'eccesso di sale e zuccheri. Preferire il fruttosio al glucosio ed eliminare il saccarosio (zucchero bianco) e sopra tutto l'Aspartame.
- Consumare pesce.
- Bere 2 litri al giorno di acqua di buona qualità.
- Se possibile, consumare prodotti dell'agricoltura biologica.
- Aggiungere all'alimentazione integratori nutrizionali di buona qualità, che al giorno d'oggi (carenza) sono diventati indispensabili: in particolare acidi grassi poli-insaturati (Omega 3-6-9), vitalini (A, B, C, E) e minerali (Se, Mg, etc.).
- Rimuovere regolarmente la flora intestinale.

Prendiamo esempio dall'alimentazione consigliata in prevenzione dei tumori:

Gli alimenti pericolosi:

Le carni
I grassi saturati di origine animale
Gli zuccheri rapidi
Il fritto e i conservanti
L'alcool
I Sali in eccesso

Gli alimenti protettori:

La frutta e i legumi
Le fibre
Gli oli di pesce
Gli anti-ossidanti: vitamine e minerali

In effetti questo tipo di alimentazione può essere consigliata per prevenire **tutte** le malattie e in particolare le malattie cardiovascolari e degenerative.

Ricordiamo anche che un surplus di calorie, la cottura sotto 100 gradi sono particolarmente sconsigliati. Aumentano "lo sporco" dell'organismo con tutte le sue conseguenze a livello cellulare.

Infine, il problema del latte è posto: la maggior parte degli individui non possiede più gli enzimi permettenti di metabolizzare le molecole di latte che sporcano le cellule.

Di più nei casi di tumori ormonali dipendenti della donna (seno, utero e ovaie) o dell'uomo (prostata), la presenza nel latte di fattori di crescita è molto inquietante.

LE FIBRE ALIMENTARI

Le fibre alimentari sono la parte dei vegetali che il nostro organismo non è in grado di assimilare in quanto non possiede l'enzima adeguato a questo compito. Dal punto di vista chimico, le fibre sono polisaccaridi, ossia zuccheri strutturati in catene. Esistono due grandi varietà di fibre:

- le fibre idrosolubili (solubili nell'acqua). Sono la gomma, le mucillagini, la pectina.
- le fibre non idrosolubili Sono la cellulosa, l'emicellulosa, la lignina.

Fu Dennis Burkitt, un ricercatore americano che aveva viaggiato molto in Africa nella prima metà del XX secolo, ad accorgersi che le popolazioni africane non sviluppavano le malattie cardiovascolari e dell'apparato digerente. Capì che questo era dovuto alle abitudini alimentari di tali popolazioni, povere di proteine e grassi animali e particolarmente ricche di fibre vegetali. Da allora, il mondo scientifico ha confermato la tesi di Burkitt. Questo significa che la nostra società consumistica, nel tentativo di raffinare sempre di più i cibi per renderli per modo di dire più digeribili, si è resa responsabile direttamente o indirettamente di molte malattie più o meno gravi, in particolare: la costipazione, il diabete, l'aumento del colesterolo, l'arteriosclerosi, il cancro del colon, le emorroidi, l'ulcera gastrica, i calcoli biliari, le diverticolosi.

L'azione delle fibre alimentari è molto importante:

- per ridurre il tempo di transito della materia fecale,
- per diminuire la concentrazione delle sostanze mutagene e cancerogene,
- per ridurre l'utilizzo delle calorie e dei grassi,
- per aumentare la massa fecale,
- per modificare il pH e la composizione delle feci,
- per rafforzare la flora intestinale e l'attività degli enzimi del colon,
- per trasformare le urine.

Dove si trovano?

La presenza di fibre nella nostra alimentazione è diminuita dell'80% negli ultimi 50 anni.

Oltre al motivo già spiegato, ossia la volontà di raffinare i cibi, possiamo citare altre due cause: il cambiamento della tecnica di macinazione dei cereali e l'aumento degli allevamenti di animali con conseguente incremento del consumo di carne e dei suoi derivati.

Dobbiamo ritornare ad un'alimentazione a base di cereali, verdura e frutta, in cui troviamo le fibre alimentari.

IL POLLINE

Le api raccolgono la polvere dagli stami dei fiori sotto forma di palline. Il polline viene solitamente raccolto e poi essiccato per essere messo in commercio. Tuttavia, il polline essiccato ha perso molte delle sue proprietà ed è un vero peccato, perché il polline fresco ha proprietà eccezionali:

- È dinamizzante, grazie alla sua composizione ricca di proteine, vitamine ed oligoelementi. Esercita un'azione straordinaria sugli stati di affaticamento fisico ed intellettuale.
- È rigenerante, grazie ai suoi fermenti che contribuiscono a ripristinare una buona flora intestinale.
- È protettivo, grazie ai suoi elementi che attivano i meccanismi naturali di autodifesa.

Rimane la difficoltà di procurarsi polline fresco. Esiste un modo, ossia la tecnica del polline fresco confezionato sotto atmosfera controllata messa a punto da Percie del Sert, che permette di conservare le proprietà del polline e di trasportarlo.

Consigli per l'uso:

1 cucchiaio da tavola al mattino durante la prima colazione per 6 settimane,3-4 cure all'anno.

Possiamo classificarli in due gruppi:

- Gli integratori alimentari
- Gli alicinali

GLI INTEGRATORI ALIMENTARI

Gli integratori alimentari sono prodotti che possiamo aggiungere alla nostra alimentazione e che si presentano di fatto come medicinali (perle, fiale, capsule, liquidi, compresse, polveri, ecc.). Questa analogia con i medicinali ha permesso tra l'altro ai laboratori farmaceutici e ai consigli degli ordini dei farmacisti di molti paesi industrializzati di limitare il campo d'azione di questi fastidiosi concorrenti. Vari tribunali, soprattutto in Francia, avevano dato ragione a chi sosteneva la versione secondo cui "la presentazione faceva il medicinale" malgrado l'assurdità della definizione. Gli appelli presentati alla corte europea hanno smentito e infine annullato queste sentenze telecomandate. Tuttavia, essendo la legislazione europea assolutamente inadeguata per risolvere questo problema, ha superato momentaneamente questa impasse creando, in fretta e furia e senza tanto riflettere e sotto l'influenza di alcuni esperti "non imparziali", i famosi **AQR**, *apporti quotidiani raccomandati.* Questi ultimi, come ricorderete, sono sottostimati in modo ridicolo e quindi risultano poco efficaci nella prevenzione e a maggior ragione come aiuto nel trattamento delle malattie. Questa soluzione permetteva di accontentare un po' tutti e di salvarsi dal ridicolo.

Tuttavia, non si era tenuto conto di due elementi:

- Che alcuni paesi non avrebbero seguito alla lettera le direttive europee. La Gran Bretagna ne è un esempio, ed è difficile impedire l'ingresso dei prodotti inglesi negli altri paesi europei.
- Che gli Stati Uniti, il Giappone, l'America Latina hanno una legislazione diversa. Negli Stati Uniti, gli integratori alimentari sono "in totale libertà". Tra l'altro, ritengo che questa non sia la soluzione ideale, ma è comunque un dato di fatto. Conoscendo l'influenza degli USA sui mercati, la Borsa e la psicologia stessa dei consumatori, le conseguenze non si sono fatte attendere ed abbiamo assistito ad una rapida invasione dei prodotti americani,

direttamente o attraverso la Gran Bretagna, approfittando delle difficoltà dei produttori europei. I prodotti anglosassoni sono di pessima qualità e tutti sintetici, malgrado pubblicità ambigue.

Come vedete, la faccenda è tutt'altro che conclusa.

Dopo questo breve excursus storico della battaglia degli integratori alimentari, ritorniamo a cose per noi più importanti. Probabilmente, vi state ponendo molti interrogativi che sono di fatto fondamentali:

Quali sono gli integratori alimentari più affidabili e più utili a nostra disposizione?

Gli integratori alimentari sono prevalentemente sintetici. La maggior parte delle specialità dichiaratamente di origine naturale non sono altro che oli o preparati certamente naturali (ad esempio olio di germe di grano, lecitina di soia) ma ***arricchiti di vitamine sintetiche.*** Alcuni produttori giocano sull'ambiguità al punto tale da utilizzare marchi che si prestano a confusione (ad esempio: ***naturale, bla bla natura, Docteur Nature, Vita bla bla, ecc.***).

Occorre precisare fin d'ora che è impossibile fornire vitamine B naturali.

Le vitamine naturali sono molto costose rispetto alle loro parenti sintetiche. Per un produttore che offre integratori di alta qualità, ossia naturali nei limiti delle attuali possibilità, senza coloranti né dolcificanti sintetici, con conservanti naturali (ad esempio fruttosio e citrus paradisi estratto dai semi di pompelmo), è quindi difficilissimo se non addirittura impossibile mantenere prezzi competitivi. Lo stesso dicasi per tutti i prodotti a base di piante. La qualità delle piante, il controllo della loro provenienza, del loro contenuto di pesticidi, della loro preparazione e conservazione, sono tutti elementi che comportano costi enormi per quei rari produttori che rispettano il marchio di qualità. Il problema è il prezzo al pubblico che risulta necessariamente più alto.

Il pubblico deve sapere che è impossibile avere qualità a basso prezzo.
Ma nemmeno un prodotto costoso è necessariamente sinonimo di qualità.
Il pubblico deve quindi saper distinguere tra un buon prodotto e un cattivo prodotto.

• Come per i cibi, occorre leggere attentamente le etichette degli integratori alimentari per:

- verificare la terminologia utilizzata, controllare se viene precisato il contenuto di prodotti attivi (ad esempio: Vitamina E o tocoferolo in Unità Internazionali o microgrammi, Vitamina C in mg, vitamina A o retinolo in U.I., i minerali in mg o microgrammi, ecc.);
- verificare se esistono conservanti e coloranti sintetici dubbi e inutili (ad esempio colorante di perle o capsule);
- verificare se contengono saccarosio o dolcificante sintetico (preferire il fruttosio o il levulosio)L;
- scegliere il prodotto che contenga il maggior numero possibile di sostanze attive naturali;

• Preferire le vitamine liposolubili in *capsula* d'olio riparate dall'aria e in una confezione che le protegga dalla luce. Scegliere le piante "intere" sotto forma di tisana o decotto, oppure macerazione alcolica. Si sconsigliano le forme in polvere e perle in quanto sono di dubbia qualità e certamente meno efficaci. Per quanto riguarda i minerali, se possibile occorre scegliere i minerali ionizzati, cioè quelli che non hanno subito un'esposizione al calore (cosa peraltro difficile, in quanto non c'è alcun obbligo di indicarlo). Alcuni (rari) produttori lo segnalano (ad esempio il Betacomplex di Vitacomple o il Dynamag di Santé Nature Diffusion).

• Confrontare i contenuti ed i prezzi. Spesso le confezioni meno costose contengono soltanto 30 o 40 capsule invece di 60 o 100 capsule.

CHI DEVE ASSUMERLI?

Si è già detto che la qualità attuale dei cibi, per quanto di buona qualità, per quanto biologici, non permette più di fornire al nostro organismo una quantità sufficiente di vitamine, di minerali e di acidi grassi poliinsaturi. Occorre dunque decidersi ad assumere degli integratori, indipendentemente dall'età, dal sesso e dall'apparente stato di salute.

I soggetti che hanno particolarmente bisogno di un apporto importante e regolare sono:

- gli anziani e i bambini
- le donne che desiderano concepire un figlio e quelle che allatta-

no, prendono la pillola, le donne in generale
- i fumatori
- i consumatori di alcol e caffè
- i soggetti che soffrono di problemi digestivi
- i soggetti che assumono farmaci
- gli sportivi
- i soggetti affetti da depressione e quelli sottoposti a stress ripetuti
- i soggetti che si sottopongono a diete.

Vegetariani	Complesso B, Zinco, Ferro, Vit. A
Anoressia nervosa	Tutti
Sportivi	Vit. C, E, A, Complesso B, L-Carnitina, Q10, Mg, K+, Se
Tabacco	Vit. C, E, A, Complesso B
Alcol	Complesso B, Vit. E, C, Zinco, Q10, Drenanti, Glutatione
Caffè	Complesso B, Vit. E, C, Se, Mg, Ca, Q10
Stress	Complesso B, Vit. E, Se, Mg, Ca, litio
Esposizione al sole	Vit. A, Betacarotene, Flavonoidi, Vit. E, Zn
Affaticamento	Vit. C, Complesso B, Omega 3, L-Carnitina, Polline, Ginseng
Memoria	Complesso B, Colina, Fosforo, Ginkgo biloba, vigna rossa
Anziani	Complesso B, Vit. A, E, C, D, Omega 3, Se, Q10, L-Carnitina
Problemi digestivi	Flora, Acqua, drenanti, Complesso B, fibre, Vit. C, sport

Nel corso di terapie farmacologiche:

Antibiotici	Complesso B, flora, Mg, drenanti, Vit. C
Corticoidi	Complesso B, Vit. K, C, E, Ca, Q10, flora
Pillola	Complesso B, Vit. C, E, A, Zn, Mg, Ginkgo biloba, enotera
Chemioterapia antitumorale:	Vit. C, E, A, tutti i minerali, drenanti, flora, fibre, complesso B, Q10, Omega 3, Ginkgo

IN QUALI DOSI VANNO ASSUNTI?

In linea di massima, ognuno deve adeguare la propria dose ideale. A titolo orientativo forniamo alcune indicazioni schematiche che vanno personalizzate, ogni qualvolta è possibile, con l'aiuto di un medico specializzato in materia, il terapeuta nutrizionista.

Bambini fino ai 3 anni

Routine: *Vitamina C 250 mg al giorno*
Vitamina E naturale 30 mg al giorno
Zinco 2 mg, ferro 5 mg, magnesio 80 mg
Magnesio 60 mg al giorno
Suggerimenti: *1 spremuta d'arancia la mattina*
1 cucchiaino di polline fresco
Delta E: 1 capsula al giorno
Betacomplex: 1 cucchiaio da tavola al giorno

Bambini e adolescenti

Routine: *Vitamina D3 1200 UI (30 mcg) 1 volta a settimana*
Vitamina E 60 mg al giorno, Vitamina C 500 mg al giorno
Selenio 30 mcg al giorno
Magnesio 60 mg al giorno
Zinco 15 mg al giorno
Vitamina A 1000 UI 2 volte a settimana
Suggerimenti: *Betacomplex: 2 cucchiai da tavola ogni due giorni*
Delta E: 3 capsule al giorno
Delta C: 2 capsule al giorno
Delta Selenium: 1 capsula al giorno
Delta A: 1 capsula 2 volte a settimana
1 spremuta d'arancia ogni mattina
2 cucchiaini di polline fresco al giorno ***Adulti sani***
Routine: *Vitamina C 500 mg-1 g al giorno*
Vitamina E 200 mg al giorno
Vitamina A 1500 UI al giorno
Selenio 100 mcg al giorno
Magnesio 300 mg al giorno
Complesso di vitamine B
Suggerimenti: *Delta C: 4 capsule al giorno*
Delta E: 4 capsule al giorno
Delta A: 1 capsula al giorno
Delta Selenium: 2 capsule al giorno
Delta B: 3 capsule al giorno
Betacomplex: 3 cucchiai da tavola al giorno

Polline fresco 2 cucchiai da tavola al giorno
Omega complex: 3 capsule al giorno

Sportivi

Suggerimenti: *2 spremute d'arancia al giorno*
3 cucchiai da tavola di polline fresco al giorno
Delta C: 6 capsule al giorno
Delta E: 6 capsule al giorno
Delta Selenium: 3 capsule al giorno
Betacomplex: 4 cucchiai da tavola al giorno
Delta B: 6 capsule al giorno
Delta A: 2 capsule al giorno
Omega Complex: 4 capsule al giorno

Anziani

Routine: *Delta A: 2 capsule al giorno*
Delta B: 6 capsule al giorno
Delta E: 4 capsule al giorno
Betacomplex: 3 cucchiai da tavola al giorno
Delta C: 3 capsule al giorno
Delta Selenium: 2 capsule al giorno
Omega Complex: 6 capsule al giorno
Alimentazione particolarmente ricca di verdura cruda e frutta.

* La linea Delta e Comlex sono della Vitacomplex

QUAL' È LA LORO REALE EFFICACIA NELLA PREVENZIONE E NELLA TERAPIA ADIUVANTE?

Se sono ben dosati e soprattutto di buona qualità, si rivelano molto efficaci sia a livello di prevenzione che come adiuvanti terapeutici. L'unico inconveniente è dato dal fatto che, per ottenere il dosaggio efficace, bisogna ingerire molte capsule o compresse. Questo è dovuto alle normative sugli integratori alimentari, come abbiamo già spiegato a pagina …..

GLI ALICINALI

Occorre chiarire con precisione la definizione degli alicinali. Non si tratta di alimenti prodotti dalla natura, come qualcuno vuol lasciare intendere.

Gli alicinali sono un nuovo tipo di alimenti industriali il cui scopo sarebbe non solo di nutrire il corpo, ma anche di curarlo. Questa idea, sicuramente interessante, è stata messa in pratica sin dagli anni '60 con la comparsa del sale iodato per evitare il gozzo tiroideo, del sale fluorato per prevenire la carie dentale, degli yogurt al bifidus attivo, delle bevande vitaminizzate, del latte fermentato o arricchito di vitamina D o di Omega 3, dei cereali con aggiunte di minerali e oligoelementi, ecc.

Le industrie agroalimentari ed alcuni grandi laboratori farmaceutici hanno capito che per loro si stava aprendo un grande mercato e si sono tuffati nel settore con estrema facilità in quanto la legislazione non aveva previsto questa fattispecie. Infatti, fino ad allora si conoscevano i medicinali e gli alimenti. Gli integratori alimentari costituivano già di per sè un problema, ed i pareri erano discordanti, visto che gli uni li classificavano come medicinali (l'ordine dei farmacisti, naturalmente) e gli altri li classificavano come alimenti (erboristerie e dietologi, naturalmente). La legislazione aveva risolto il dilemma, più o meno, regolamentando le dosi contenute negli integratori che, come abbiamo visto, erano dosi autorizzate ridicolmente basse.

Gli alicinali sono tutt'altra cosa, per tre motivi principali:

- La legislazione si deve confrontare con industrie agroalimentari e laboratori farmaceutici estremamente potenti ed influenti, contrariamente a quanto accadeva per gli integratori alimentari.
- Gli integratori alimentari avevano una "presentazione" ed una posologia simili a quelle dei medicinali. Qui invece siamo di fronte al caso opposto, in quanto sono rigorosamente presentati come alimenti. Di conseguenza, la legislazione è non solo inadeguata ma completamente paralizzata e giuridicamente impotente. Inoltre, essendo state concesse le prime autorizzazioni come "alimenti speciali favorevoli alla salute", si crea giurisprudenza. Sarà molto difficile fare marcia indietro, anche se dovesse nascere una nuova normativa.
- Il mercato mondiale degli alicinali è già in pieno boom. Ammontava a 92 miliardi di franchi francesi nel 2000 e le previsioni meno

ottimistiche parlano di 140 miliardi nel 2006. Com'è possibile, adesso, evitare gli abusi e arginare in qualche modo il fenomeno? Quale politico oserà intervenire anche se, miracolosamente, ne rimanesse uno integerrimo?

Accantoniamo questi problemi giuridici, che dopotutto per noi sono secondari, e cerchiamo di analizzare i pregi e i difetti di questi nuovi alimenti.

A prima vista, l'idea di integrare alimenti poveri di sostanze essenziali come le vitamine, i minerali e gli acidi grassi insaturi, non è affatto malvagia. Purché siano rispettate quattro condizioni:

- Che siano di qualità: abbiamo già affrontato questo problema spinoso. Le vitamine sintetiche, utilizzate automaticamente dall'industria agroalimentare o dai laboratori farmaceutici, sono male assorbite ed i loro prodotti di degradazione (rifiuti) sono più o meno tossici. I minerali che hanno subito manipolazioni come l'azione del calore non sono più *ionizzati*. La flora intestinale di gran parte della popolazione non riesce più a ionizzarli nuovamente, poiché è in pessime condizioni. Dunque anch'essi sono male assorbiti. In linea di massima, i dosaggi di queste vitamine non potranno superare gli apporti quotidiani raccomandati (AQR), che sono molto insufficienti per risultare davvero efficaci. L'azione rivendicata dai produttori è quindi sopravvalutata, soprattutto a lungo termine.
- Che siano correttamente dosati e che rispettino gli equilibri tra le diverse sostanze. Vitamine e minerali vanno benissimo. Ma in quale quantità? Ma com'è possibile rispettare gli equilibri il cui esempio ideale sarebbe la natura? Vitamine o minerali male equilibrati risultano inefficaci o a volte persino nefasti. E ancora, come adattarsi ai fabbisogni individuali? È già difficile farlo con integratori alimentari che comunque si possono modulare a piacere in base all'individuo, e come la mettiamo con alicinali fatti tutti con lo stesso stampo?
- Che non diventino la base dell'alimentazione della popolazione, perché non possono essere altro che surrogati, e di qualità molto scadente, almeno nell'attuale preparazione.
- Che non occultino né facciano dimenticare la tossicità dei cibi industriali, avvalendosi di additivi e tecniche di confezionamento che rimangono più che dubbie e preoccupanti. Attualmente i cibi

sono contaminati da tutta una gamma di sostanze chimiche che non sono state sottoposte a una sufficiente sperimentazione.

Con la scusa che vanno di moda, vi propinano vitamine e altre sostanze di tendenza, ma di migliorare la qualità stessa del prodotto non se ne parla proprio!

Allora, cosa possiamo dire per chiudere questo capitolo? Alicinali si, ma alicinali di qualità, il che non sembra possibile nel futuro immediato. Prima di parlare di arricchimento degli alimenti in vitamine, bisogna riuscire a proporre alimenti più sani e di qualità migliore.

Il pubblico "si berrà" gli alicinali? Non ne sono così sicuro. La gente si rende sempre più conto che la stanno manovrando e le associazioni di tutela dei consumatori fanno generalmente un buon lavoro. Infine, questi alicinali sono costosi ed il loro prezzo è circa una volta e mezza più alto dei cibi normali. Certo, ci potranno sempre rispondere che così facendo si evitano le spese derivanti dagli integratori alimentari. Il seguito alla prossima puntata ...

Non possiamo non affrontare un altro problema, molto più preoccupante: gli O.G.M.

LE PIANTE E I CIBI TRANSGENICI (O.G.M.)

C'era una volta il gene. In seno alla biologia è nata una nuova disciplina, l'ingegneria genetica. Un gene determina uno o più caratteri ereditari dell'individuo che lo contiene: ad esempio gli occhi azzurri in un essere umano, la forma delle foglie o la resistenza ai parassiti in una pianta. I geni si trasmettono di generazione in generazione attraverso le cellule sessuali. Queste ultime possono essere fecondate solo se appartengono ad individui della stessa specie.

Questa è una delle grandi leggi della natura. L'uomo è riuscito a realizzare ibridazioni tra individui appartenenti a varietà di una stessa specie o tra specie molto simili. Se supera questi limiti, la natura provvede a porvi rimedio. L'esempio del prodotto dell'asino e del cavallo, il mulo, è eloquente. Il mulo non può procreare e perpetrare un errore genetico.

Le piante transgeniche costituiscono *una trasgressione alle normali leggi della natura*. Ormai qualsiasi gene può essere prelevato dall'animale, dalla pianta, quindi dall'uomo, per essere introdotto in un'altra specie molto diversa da quella del donatore. Si vedono già geni di batteri impiantati sul granoturco per renderlo più resistente, maiali che ingrassano più velocemente in quanto è stato loro innestato il gene umano, capre che producono latte destinato alla realizzazione di medicinali. Molti sono i geni che possono essere impiantati, come nel caso del granoturco Cb Novartis contenente un gene che induce la biosintesi di un pesticida attivo contro la piralide, un gene di resistenza a un antibiotico, l'ampicillina, un gene della tolleranza a un erbicida, il glufosinato.

La Natura rischia di precipitare in un immenso caos che sarà difficilmente controllabile. Parte degli scienziati, soprattutto i più giovani, sono degli irresponsabili! In passato c'è stata la fisica nucleare, con le sue conseguenze attuali e future, e oggi c'è l'ingegneria genetica. Le scoperte scientifiche generano l'innovazione tecnologica. Il mondo economico se ne impossessa e fa in modo che venga accettata dalla nostra società. Quanto al pubblico, cioè voi ed io, se ne infischiano e lo mettono davanti al fatto compiuto. Quando ce ne accorgiamo, sentenziano che ormai è troppo tardi, che tutto è già stato deciso.

Fortunatamente, non tutti gli scienziati sono d'accordo. Molti di loro si pongono degli interrogativi e formulano delle riserve, ma le esprimono solo tra le righe dei loro scritti. Giudicare le derive della propria disciplina è intellettualmente difficile, ma talvolta anche pericoloso per la propria carriera. Una cosa è certa, la scienza è avulsa da qualsiasi giudizio qualitativo, in altre parole la scienza non sa ciò che è bene o ciò che è male. Risponde solo sul come fare. Inoltre, la scienza ottusa dichiara che "ciò che non si conosce non esiste" e "ciò che non si spiega non esiste". Ebbene, alcuni anni fa non si conosceva il prione, responsabile della malattia della mucca pazza, né l'aids ... La genetica è un metodo empirico che *non permette di sapere quali saranno i possibili effetti dei trasferimenti di geni.* I grandi trust dell'industria agroalimentare ci impongono l'alimentazione che ci intrugliano senza chiedere il nostro parere e soprattutto senza preoccuparsi delle conseguenze, del nostro futuro, ma soprattutto di quello dei nostri figli. Inoltre, l'aspetto più spiacevole e fastidioso è che le società produttrici dei semi transgenici sono le stesse che finora si spartivano l'80% del mercato dei concimi chimici e dei pesticidi.

"La natura non ammette scherzi; è sempre vera, sempre seria, sempre severa; ha sempre ragione. I vizi e gli errori vengono sempre dall'uomo" (Gœthe).

Per saperne di più, vi consiglio vivamente la lettura di un'opera notevole di Jean Marie Pelt: *"Plantes et aliments transgéniques"*, nonché l'ultima opera di Bernard Herzog *"OGM, Les prémices d'une catastrophe"*, edito in Canada nel 2000.

I PRODOTTI BIOLOGICI

Per cominciare, spieghiamo gli obiettivi della coltivazione biologica che viene ancora denominata biodinamica o naturale. I suoi principi sono i seguenti:

- Eliminare dei prodotti chimici, sotto forma di fertilizzanti, diserbanti o antiparassitari.
- Ripristinare un ecosistema nell'area coltivata, ossia un ambiente in cui convivono numerose specie animali e vegetali.
- Salvaguardare la fertilità organica del terreno e riprodurre ciò che avviene in natura.
- Utilizzare colture associate e abbandonare la monocoltura.

In teoria è tutto perfetto. Tuttavia, implica sacrifici e lavoro extra che la maggior parte degli agricoltori non vuole o non può accettare.

I limiti della coltivazione biologica si spiegano facilmente:

- Le esigenze della coltivazione mista di ortaggi e piante da frutto sono diverse, il loro periodo di produzione non si colloca nello stesso momento ed impedisce l'unificazione dei lavori e quindi in primis la meccanizzazione.

- Il fatto di non utilizzare gli antiparassitari chimici o le piante transgeniche richiede un monitoraggio quotidiano delle colture.

- I prodotti ottenuti, se sono molto superiori sul piano nutrizionale e igienico, hanno un aspetto estetico meno attrattivo, il che ahimè rappresenta un handicap nei confronti di consumatori ignoranti.

- Il rendimento ottenuto è inferiore ed i prezzi sono più alti.

- La coltivazione biologica sembra dunque limitata a una minoranza ed a piccole aziende generalmente a gestione familiare.

- L'ultima considerazione purtroppo è triste. Oggigiorno, esiste il prodotto veramente biologico? Senza citare le catastrofi e gli errori delle grandi industrie come Tchernobil, non dimentichiamoci che il vento esiste, che gli insetti esistono, che le piogge e le acque di scorrimento esistono e trasportano i prodotti tossici derivanti dalle sostanze chimiche utilizzate dall'agricoltura industriale, scaricate dalle fabbriche, le autostrade e le automobili. Tutto ciò inquina l'ambiente, e a grandi distanze. La salubrità di un orto o di un frutteto quindi non è mai possibile fino in fondo, dato che sono necessariamente circondati da campi e coltivazioni industriali o transgeniche. I fumi delle fabbriche possono depositarsi in un raggio che arriva fino a 500 km. I fiumi e le falde freatiche sono inquinati.

Detto questo, occorre tuttavia precisare che, se non è possibile realizzare il biologico al 100% sul nostro povero pianeta, **è comunque ovvio e auspicabile consumare prodotti derivati dalla coltivazione biologica, incontestabilmente superiori.**

Trovare alimenti completi, non ibridati, freschi, raccolti a giusta maturazione e biologici è un rompicapo, bisogna ammetterlo. Eppure … "ne vale la pena per la vostra salute".

La "pelle della terra", l'humus, è la parte fertile. Se scompare, subentra il deserto. Ebbene, l'erosione dei terreni provoca perdite notevoli (1 mm all'anno). La terra vive proprio in questo humus. Un mondo brulicante di miliardi di esseri viventi in ogni cm^3, virus, batteri, muffe, lieviti, protozoi, microalghe, ecc., costituisce ciò che chiamiamo ecosistema.

Tutto questo piccolo mondo partecipa a una catena di trasformazioni che permettono alle piante, attraverso le radici, di nutrirsi, di estrarre dal terreno i diversi elementi minerali. In fondo, questo microsistema può essere paragonato alla flora intestinale e l'humus alla parete intestinale.

Non dobbiamo dimenticare gli animali meno piccoli ma comunque importanti in questa catena, i vermi e le talpe che aerano i terreni, minuscoli insetti che si nutrono di microrganismi parassiti delle piante e svolgono un ruolo di pulitori.

In totale, esiste una massa di 120 tonnellate di organismi che vivono, muoiono e si rinnovano ogni anno in ciascun ettaro di terra.

Sono proprio quelli che distruggiamo con i concimi chimici, i diserbanti, i pesticidi, ecc.

Funghi microscopici	1 milione per grammo di terra, ossia 1,5 kg per ettaro	Favoriscono gli scambi ionici Trasformano le materie organiche in humus rendendole assimilabili
Batteri	100 milioni per grammo di terra, ossia 500 kg per ettaro	Rendono assimilabili i residui della vegetazione ed i minerali, sono produttori di concimi naturali
Attinomiceti	40 milioni per grammo di terra, ossia 8000 kg per ettaro	Trasformano le materie organiche in complessi nutritivi per gli animali
Insetti microscopici	600 kg per ettaro	Pulitori dei parassiti delle piante
Alghe microscopiche	400 kg per ettaro	Fissano l'azoto atmosferico e producono complessi minerali insolubili Regolarizzano il contenuto di ossigeno e di anidride carbonica dei terreni

Quando la terra è stata sommersa, saturata di concimi, pesticidi e veleni di ogni tipo ed è scomparsa qualsiasi forma di vita, si fanno crescere artificialmente delle piante che sono malate, carenzate e nocive per i consumatori. La politica agricola francese e italiana spinge gli agricoltori a una fuga in avanti che può solo portare alla *rovina della terra.*

Ogni anno, 1000 prodotti chimici arrivano sul mercato aggiungendosi ai 60.000 già esistenti. Il fatturato mondiale dei pesticidi è passato da 4 miliardi di dollari a oltre 50 miliardi. Che ne sarà delle falde freatiche? La popolazione non ha ancora capito il rischio, a giudicare dai risultati del referendum italiano del 1992, in cui è stato chiesto alla popolazione italiana: "Volete che siano vietati i pesticidi? **Sì-no**". La risposta è stata peggiore del **no**, visto che gli italiani non sono proprio andati a votare! (89% di astensione). La Germania e la Svizzera hanno una politica leggermente diversa e così la Svizzera sovvenziona le aziende agricole che desiderano convertirsi al biologico, un esempio, questo, che andrebbe

L'ACQUA

L'acqua è il liquido più importante nel nostro pianeta. Senza acqua non può esistere alcuna forma di vita. Il nostro corpo ha bisogno di acqua, più di ogni altra cosa. Anche la nostra salute dipende dall'acqua che beviamo. Alla nascita, l'uomo è composto per il 90% di acqua. Invecchiando, questa percentuale diminuisce fino al 60%. Nel nostro organismo, l'acqua svolge principalmente un ruolo di trasportatore e solvente, permettendo quindi gli scambi cellulari e l'eliminazione dei rifiuti. Possiamo vivere molte settimane senza mangiare, ma solo pochi giorni senza bere.

La qualità dell'acqua che beviamo è estremamente importante.

Louis Pasteur diceva "noi beviamo il 90% delle nostre malattie". I lavori di **Vincent** hanno dimostrato che maggiore è la purezza dell'acqua potabile, minore è il tasso di mortalità delle popolazioni. Secondo gli studi epidemiologici condotti sui terreni francesi, più le acque sono trattate chimicamente e clorate, più aumentano le malattie e la mortalità (in particolare tumori e malattie cardiovascolari). La maggior parte delle falde acquifere sono lordate dai concimi impiegati in agricoltura. Questi ultimi figurano tra le cause riconosciute dei tumori a carico dell'intestino. Anche le condutture che trasportano le acque fino ai rubinetti, in particolare nelle grandi città, comportano la presenza di metalli altrettanto tossici come il rame, il piombo, il ferro, ecc. Il cloro è molto pericoloso nel tempo e alcuni lavori americani sembrano evidenziare un rapporto tra l'aggressività e il tasso di cloro nell'acqua potabile. Vi informo, qualora non lo sappiate, che gli scienziati nazisti avevano progettato di introdurre il cloro nelle acque potabili dei paesi nemici assoggettati per tenere la popolazione in costante stato di pre-malattia, al fine di mantenere una debolezza psichica e poterla meglio dominare. Per quanto riguarda i nostri responsabili politici e scientifici, speriamo che siano spinti da altri motivi, anche se ... Comunque sia, l'impiego del cloro a fini antibatterici è un errore fondamentale, in quanto il cloro ucciderà anche la flora intestinale, riducendo le capacità del sistema immunitario che dipendono in parte dall'equilibrio di quest'ultima. Ma la qualità di un'acqua non si limita soltanto alla sterilità e all'assenza di veleni e sostanze inquinanti al proprio interno, ed è proprio questo che vi spiegherò ora.

QUAL'È LA DEFINIZIONE DI UN'ACQUA DI BUONA QUALITÀ?

L'acqua perfetta per il nostro organismo deve presentare all'analisi:

- un pH leggermente acido compreso tra 6 e 6,8;
- un Rh tra 25 e 26;
- un Ro più alto possibile, comunque maggiore di 8000 ohm.

Osserviamo che le acque conformi a questi valori non contengono germi patogeni, dato che in generale questi ultimi non possono svilupparsi all'interno di un terreno di questo tipo.

Se verificate i valori di questi 3 parametri nella maggior parte delle acque potabili, in bottiglia o di rubinetto, vi renderete conto che sono in prevalenza intollerabili per l'organismo. Ecco perché si consiglia di cambiare regolarmente acqua! Sarebbe più semplice consumare un'acqua corretta!

Un altro difetto importante delle acqua cosiddette minerali è proprio quello di trasportare troppi sali minerali. Il residuo fisso di un'acqua di buona qualità è molto basso, inferiore a 50. Ebbene, la maggior parte delle acque in commercio presenta un residuo fisso superiore a 200, che può arrivare fino a 3000.

Eppure i fisici conoscono benissimo queste cose ed è oltremodo curioso che tali elementi vengano taciuti. Sanno perfettamente che esiste una formula che consente di calcolare *il fattore energetico dell'acqua:*

$$\text{Valore energetico } W = \frac{(30(Rh2 - 2pH))}{Ro} = \mu W$$

Un'acqua accettabile non deve superare 30 µW.

Vediamo un esempio dell'acqua di Milano:

pH = 7,9 Rh2 = 3,41 Ro = 1670 µW = 179 residuo fisso = 343

LE ACQUE CONSIGLIATE

Esistono ottime acque, ma sono pochissime. Tra le migliori acque d'Europa possiamo citare:

Le Mont Roucous (Francia)
pH = 6,12 Rh = 26,3 Ro = 43.500 μW = 4,09
La Plose (Italia)
pH = 6,30 Rh = 27,7 Ro = 27.000 μW = 7,35 Residuo = 25,6
L'Amorosa (Italia)
pH = 5,65 Rh = 27,75 Ro = 24.700 μW = 9,8 Residuo = 21,8
La Lauretana (Italia) pH = 5,70 Rh = 27,5 Ro = 55.000 μW = Residuo = 14,5

Sono state testate anche le acque minerali naturali svizzere, ma non hanno evidenziato qualità paragonabili alle acque sopra indicate. Ricordiamo che l'acqua del Mont Roucous è disponibile in Francia in molti negozi e nelle farmacie svizzere.

Filtrare l'acqua del rubinetto modifica il gusto, l'aspetto e la sterilità, ma non modifica affatto la qualità.

Ecco i controlli effettuati dal **dottor Morell** e dal **dottor Vincent**:

Prima della filtrazione (acqua di città) pH = 8,64 Rh = 30,3 Ro = 920 μW = più di 166
Dopo la filtrazione pH = 8,30 Rh = 30,4 Ro = 1.030 μW = più di 166

La filtrazione mediante **Osmosi inversa** elimina i sali minerali, la terra, e solo una parte (a volte non trascurabile) dei prodotti chimici.

La percentuale di eliminazione dei minerali varia tra 85% (calcio e magnesio) e 97% (alluminio). Tuttavia, alcuni composti organici come la Formaldeide (35%) e l'etanolo (65%) riescono a superare la barriera. Nel complesso, l'osmosi inversa è efficace in particolare per l'eliminazione del cloro (95%) e dei pesticidi (99%). Ciò tuttavia non significa che l'acqua depurata con questa tecnica sia un'acqua perfetta, tutt'altro, perché non dobbiamo dimenticare che il pH e soprattutto la resistività sono molto importanti. Pur migliorando leggermente il pH, l'osmosi inversa non ha alcun effetto sulla resistività. Comunque sia, la sua azione è un buon passo avanti.

Altri due nemici: i nitrati ed i pesticidi.

La dose massima riconosciuta è di 50 mg/l. I *Nitrati* si trasformano nell'organismo in *Nitriti*, che combinandosi con le ammine creano nel nostro corpo delle nitrosammine cancerogene.

Questi nitrati provengono dai concimi, dagli escrementi degli allevamenti di animali (in particolare dei suini) dalle perdite delle fognature. Una parte penetrerà nel terreno e verrà trasportata dalle acque piovane e dai corsi d'acqua, un'altra parte verrà assorbita dai batteri e dalle piante. La maggior parte andrà ad inquinare le falde da cui si preleva l'acqua degli acquedotti.

Quindi, non bevete l'acqua del rubinetto.

L'organismo umano ha bisogno di minerali, ma non può assimilarli correttamente se provengono dal mondo minerale, in quanto non sono ionizzati. Deve allora procurarseli da organismi viventi, piante o animali, in cui li trova *ionizzati*.

I *Pesticidi* sono in definitiva i veleni più comunemente riscontrati nell'acqua degli acquedotti e risultano particolarmente tossici. Gli scarichi delle fabbriche e delle industrie tessili, ossia prodotti chimici, tinture ecc., non fanno altro che completare l'opera di distruzione della natura. In ultima analisi viviamo in un oceano di tossine e veleni, che noi stessi abbiamo creato e che stanno avvelenando progressivamente il nostro pianeta. Forse non è troppo tardi per curarlo e salvarlo. Per farlo, la prima tappa sarebbe il ripristino della purezza dell'acqua.

In ogni caso, dovete bere 2 litri di acqua al giorno, se possibile di buona qualità.

Il corpo umano è composto di acqua almeno per il 70%. Quest'ultima deve rinnovarsi in continuazione e svolge funzioni molto importanti, tra cui il drenaggio dei rifiuti prodotti dal metabolismo dell'organismo. **L'acqua è l'elemento più importante in assoluto**.

Non dimenticate:

pH tra 5,7 e 6,5. Residuo fisso inferiore a 50 mg/l.

E, dato che siamo in argomento di tossine e di veleni, diremo due parole sugli **amalgami dentali**.

Questi ultimi sono a contatto con i cibi e l'acqua che consumiamo e soprattutto, continuamente, con la saliva. Ebbene, sono incompatibili con l’ecologia organica e la salute.

La presenza degli amalgami nel cavo orale va assolutamente vietata, in particolare nei bambini. Gli organi ufficiali e politici tentano di negare l’evidenza e boicottano le prove scientifiche, ma la realtà è che l’amalgama può provocare innumerevoli problemi che non posso elencare né sviluppare in questa sede. Sappiate comunque che i disturbi possono manifestarsi a livello del cavo orale (stomatite, leucoplasia, ecc.), del sistema nervoso (cefalee, vertigini, morbo di Parkinson, crampi, insonnia, ecc.), del sistema cardiovascolare (tachicardia, precardialgia), dell’apparato gastrointestinale (colite, costipazione, allergie ed intolleranze alimentari), del sistema immunitario ed endocrino.

IL VOSTRO TERRENO BIOLOGICO

Tutti gli individui sono diversi tra loro. Di conseguenza, ciascuno di noi possiede un terreno specifico. Ereditiamo un terreno che si evolve nel corso della vita in base al nostro stile di vita, al nostro habitat, alla nostra alimentazione, alla nostra attività psichica, ecc. Questo a sua volta implica che possiamo intervenire, almeno in parte, per migliorarlo.

Possiamo inoltre studiarlo e tenerlo sotto controllo. A tal fine esistono degli esami. I due più interessanti sono *la bioelettronica di Vincent e il test di Heitan* che si integrano bene.

COME NOI PREVEDIAMO IL BILANCIO DI PREVENZIONE

L'emotest d'Heitan Lagarde o S.T.P test (Superficial Tension Perturbations test) permette in pochi minuti di evidenziare il tipo e lo stato del bio-terreno di una persona. La sua utilità primaria sarà dunque nel campo della PREVENZIONE e del depistaggio.

Effettuare un emotest all'anno permette di seguire l'evoluzione del terreno e cosi sorvegliare rapidamente e facilmente lo stato di salute della persona.

Da un lato, l'emotest permette di diagnosticare un sangue patologico e di indirizzare le ricerche cliniche e gli esami diagnostici.

È in grado di rivelare gli stadi infiammatori, i disordini ormonali, le anemie, le degenerazioni epatiche e pancreatiche e infine di delineare con una buona precisione ed una affidabilità soddisfacente lo stadio della malattia cancerosa.

Dall'altro lato, prima di un trattamento di rigenerazione o di terreno, l'emotest permetterà di scegliere le terapie .

Nei casi di malattie gravi, consentirà di seguire l'evoluzione della patologia e quindi di valutare l'efficaca della terapia in corso.

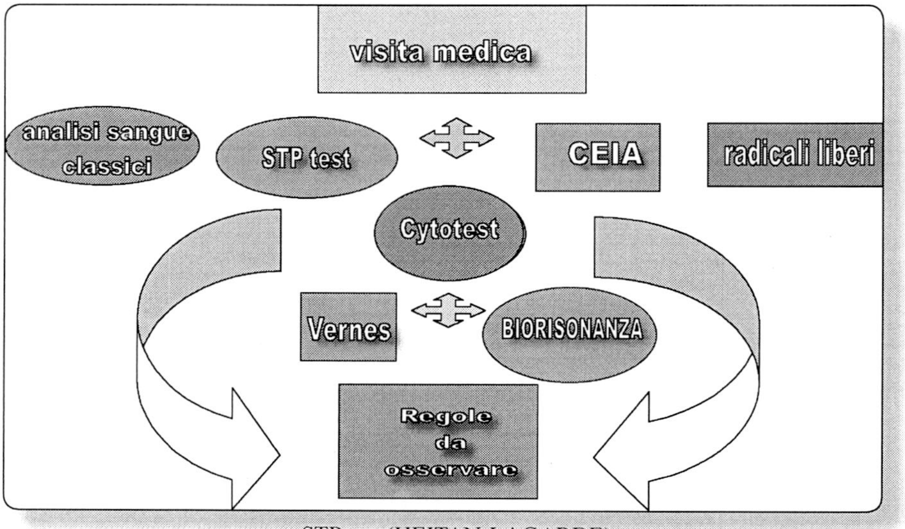

STP test (HEITAN-LAGARDE)

CEIA

Questo esame è basato sui test di flocculazione delle proteine seriche che hanno visto il giorno il 19esimo secolo. Essi sono stati utilizzati all'inizio per apprezzare l'evoluzione delle malattie infettive, poi per la detenzione delle affezioni croniche riguardanti, il fegato, come per esempio la cirrosi epatica.

Negli anni 60, furono scartate dalla pratica medica a profitto di altri esami, in particolare a profitto di dosi di enzimi. È il centro d'informatica automatizzata e il suo fondatore, il dottor ERIC REYMOND che si sono predisposti nuovamente sui testi di flocculazione e ci lavorano da più di 40 anni. Essi le hanno affinate, sviluppate e soprattutto le hanno "decriptate", che ha permesso di estrarne l'interpretazione. Questa rappresenta una rivoluzione veritiera in biologia e nella pratica della medicina e della prevenzione.

L'interpretazione si fa su alcuni dei 60 parametri diversi. La flocculazione è studiata da tecnici ottici in un primo tempo, lo studio dei flocculi dal metodo di flocculazione isoelettrica di siero e di colorazione in mezzo a pigmenti diversi in un secondo tempo.

Il risultato di queste analisi è una serie di cifre e soprattutto di una curva stabilita su dei dati alla volta vettoriali[1] e scalari[2] dove sono riportati i 60 parametri.

Questi parametri fissano delle colorazioni all'epoca dei loro studia dei ph differenti e a contatto di diversi pigmenti. Queste colorazioni (rosso, verde, blu, viola) permettono di riportarle in 4 famiglie.

I parametri rossi misurano le lipo-proteine e sono dei marcatori di disordini vascolari e agitazioni neurofisiche.

I parametri verdi isolano le glico-proteine e sono i marcatori di malattie gravi e di infiammazioni.

I parametri blu indicano le immunoglobuline e sono i marcatori dell'immunità e delle agitazioni epatiche.

I parametri viola sono in rapporto con la sfera digestiva e soprattutto colica.

Tra loro, esistono 8 parametri fondamentali descritti nella tabella qui sotto:

2 parametri verdi	***Acetato di Cu***	Virus - Necrosi
	Cetavlon	Infiammazione capillare
2 parametri rossi	***Burstein***	Cardio vascolare
	Fenolo	Psycosomatica
2 parametri blu	***Zinco***	Anomalie da steroidi
	Iodio	Tiroide – Vine – Asma
2 parametri viola	***Takata***	Fegato - infarto
	Poper	Sclerosi tissulare

L'interpretazione richiede una buona esperienza e deve essere confidata ad un medicinale avvisato lo stesso se la CEIA dà un'interpretazione con i risultati. Più di 3000 medicinali nel mondo utilizzano già questo metodo.

In questo momento, è l'esame più preformante nel settore della pre-

1 Vettoriale: se il test è troppo alto è positivo e posto a destra; se è troppo basso, è negativo e posto a sinistra.

2 Scalare: indica l'ampiezza della deviazione misurata nei écarts tipi (codice di valuazione).

venzione (non ancora nei casi di tumori), senza discussione possibile, alla disposizione della medicina. Esso possiede una proprietà eccezionale, **è predittivo.** È capace di stabilire della diagnosi molto prima delle apparizioni dei primi sintomi. Io comprendo la reazione di incredulità della medicina accademica mentre si parla del test predittivo. Sarà necessario ancora un po' di tempo per assimilare questa nozione che crolla qualche dogma e rappresenta per le loro concezioni secolari una rivoluzione di cui essi non misurano probabilmente ancora l'importanza esatta.

VERNES

Questo è lo studio e l'interpretazione di diversi parametri biologici.

1. Questo esame è probabilmente il miglior marcatore per seguire l'evoluzione di un tumore. È superiore a quello che ci offre la medicina accademica; ricordatevi che io non impiego l'espressione "medicina classica". In effetti, i parametri utilizzati per stabilire la cancrometria di VERNES sono non più classici.
2. Non è soltanto un marcatore di malattie cancerogene, ma permette ugualmente di studiare e/o valutare lo stato del sistema immunitario, della funzione epatica, dell'equilibrio lipidico e dei fenomeni infiammatori.

La bioelettronica di Vincent

La *bioelettronica di Vincent* studia il pH, la resistività e l'ossidazione dei tre liquidi presenti nell'organismo: il sangue, la saliva e le urine. In particolare, permette di valutare in pochi minuti l'entità dello stress ossidativo che il nostro organismo subisce, lo stato delle difese immunitarie e il funzionamento di reni e fegato.

Cytotoxic Test e intolleranze alimentari

Sistema diagnostico che valuta la modificazione dei leucociti attraverso una reazione antigene-anticorpo.

È stato Arthur BLAKE nel 1956 che ha studiato e validato il cytotoxic test. I lavori di Byron WAKSMAN del 1959 lo confermano .

Dal 1984 in Italia il test è stato affermato da M.MANDATORI E.LAULETTA e C.RIZZO (Roma).

Si tratta di un concetto nuovo, almeno in Europa. Esistono allergie croniche che non compaiono sugli esami biologici e che non provocano reazioni acute. Queste vengono chiamate intolleranze. Le intolleranze agli alimenti esistono, e sono anche molto frequenti, ed è molto difficile diagnosticarle in quanto manifestano solo sintomi ibridi e insidiosi quali: cefalee, disturbi della memoria o dell'equilibrio, depressione, irritabilità, stanchezza, cistite cronica, rinite, sinusite, asma, eczema, acne, dolori muscolari o articolari, crampi, nausea, diarrea, meteorismo, obesità, attacchi di panico, ecc.

È quindi auspicabile, se non indispensabile, controllare di tanto in tanto se è sopraggiunta un'eventuale intolleranza alimentare. A tal fine sono oggi disponibili degli esami, in particolare negli Stati Uniti, che permettono di scoprire queste intolleranze alimentari.

Il più affidabile per il momento è il **Cytotoxic Test** (affidabilità all'85%). Questo esame non è ancora entrato nelle abitudini e nella pratica medica di Svizzera e Francia, mentre l'Italia, la Germania e la Gran Bretagna iniziano a praticarlo abitualmente. Negli Stati Uniti, i medici nutrizionisti lo conoscono sin dal 1956 (**Arthur Black**).

I cibi testati sono quelli che entrano quotidianamente nella nostra alimentazione: cereali, carni, latte, uova, caffè, cacao, verdura, ecc. E le sorprese sono all'ordine del giorno.

Le intolleranze più frequenti sono: il latte, il pomodoro, il caffè, l'oliva, il grano e le uova. Queste intolleranze non sono definitive, per liberarsene basta un'astinenza totale di 2 – 4 mesi a seconda della gravità.

In questo modo si ottengono risultati eccezionali ad esempio nell'asma dei bambini, nelle cefalee, nei dolori articolari, nell'eczema, negli attacchi di panico, nelle allergie cutanee, nella rettocolite emorragica, nel morbo di Crohn e nei meteorismi intestinali.

1° grado di reazione

- Impilamento dei globuli rossi, normale
- Globuli rossi normocromatici
- I leucociti non hanno assunto nessuna deformazione strutturale
- La membrana dei leucociti è ben conservata

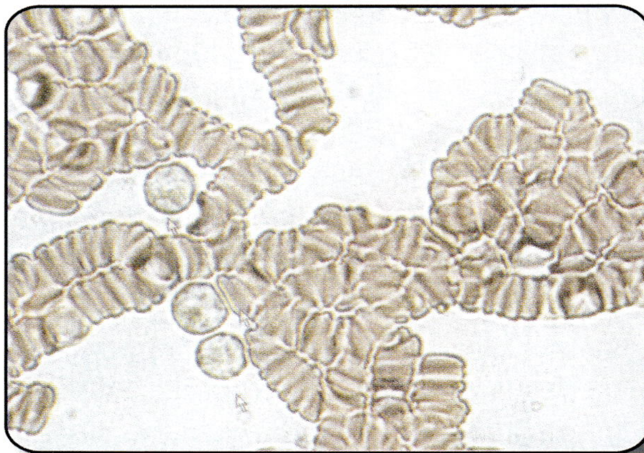

2° grado di reazione: leucociti rigonfi

- Impilamento dei globuli rossi, normale
- Globuli rossi normocromatici
- I leucociti vacuolizzati con leggera alterazione della membrana

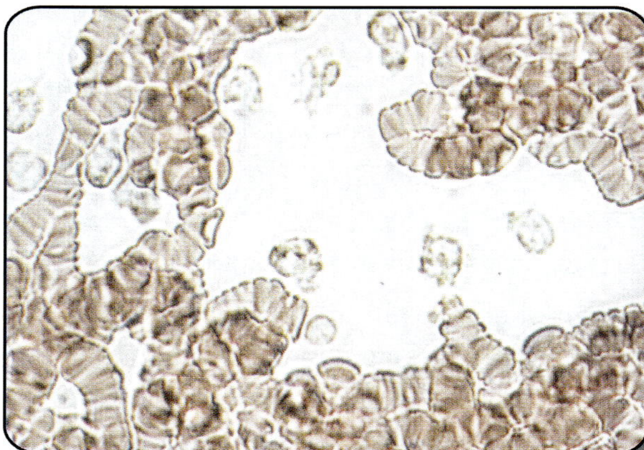

3° grado di reazione:
leucociti vacuolizzati

• Non impilamento dei globuli rossi, normale
• Globuli rossi tendenti all'ipocromia
• Leucociti vacuolizzati con una parziale rottura della membrana seguita da una perdita dei granuli citoplasmatici

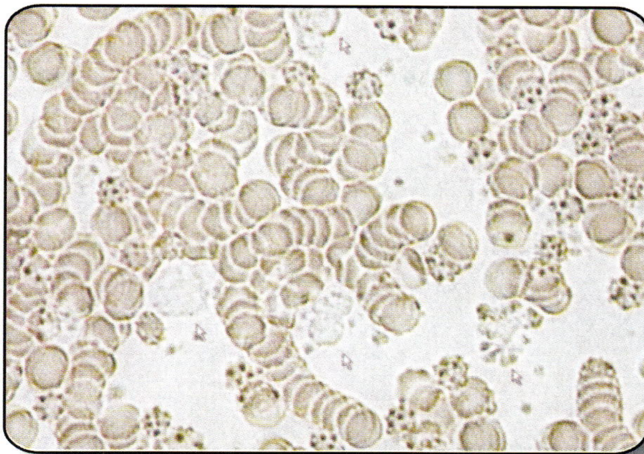

4° grado di reazione:
leucociti in disgregazione

• L'impilamento dei globuli rossi è sempre meno evidente
• I globuli rossi sono ipocromici
• I leucociti sono in disgregazione con una rottura totale della membrana

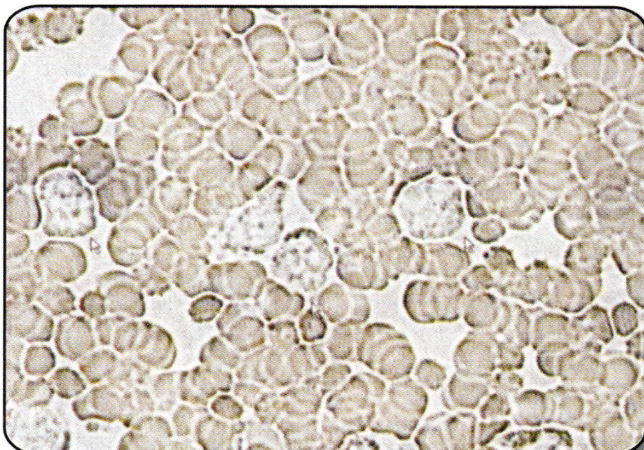

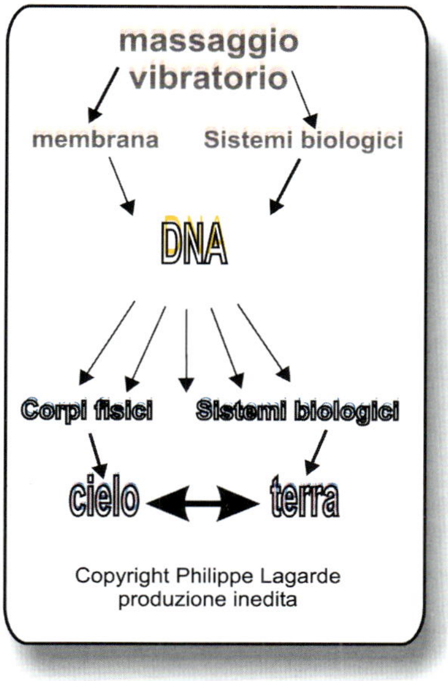

LA BIORISONANZA, consiste in dei messaggi vibratori e sequenziali su delle basi elettromagnetiche, captati e amplificati a livello di membrane cellulari e di sistemi biologici contenenti dei complessi glico-proteici fosfolipidici (che giocano facendo il ruolo di mediatori di frequenze tra i mondi extra e intercellulari) e trasportati fino al DNA cellulare.

L'uomo è *"un microcosmo e i suoi organi, le sue cellule vibrano in una sinfonia che si iscrive in un immenso concerto cosmico"*.

La teoria vibratoria della genesi del tumore del 1923!

Essa è stata perduta nell'oblio e riaffiorata dopo qualche anno.

Dei lavoratori tedeschi, russi e anglo-sassoni apportano oggi de "l'acqua al mulino" di Georges Lakhovsky.

"Dopo la teoria, tutta la cellula vivente è costituita da un filamento nucleare bagnante da una massa di plasma che rappresenta gli elementi di un circuito oscillante suscettibile di oscillare a frequenze molto alte.

Questa oscillazione cellulare è specifica della vita. Essa è caratterizzata, per ciascun tipo di cellule, dalla frequenza propria e l'intensità della radiazione.

Una cellula sana è un equilibrio oscillatorio e tende a conservare

quest'equilibrio.

Una cellula malata è un disequilibrio oscillatorio sotto l'effetto delle forze esteriori o interiori.

L'arte di mantenere la sua salute, è quello di conservare l'equilibrio oscillatorio cellulare.

L'arte di guarire, è quello di ristabilire l'equilibrio oscillatorio delle cellule, mentre esso è rotto.

La morte è l'arresto dell'oscillazione cellulare.[3]

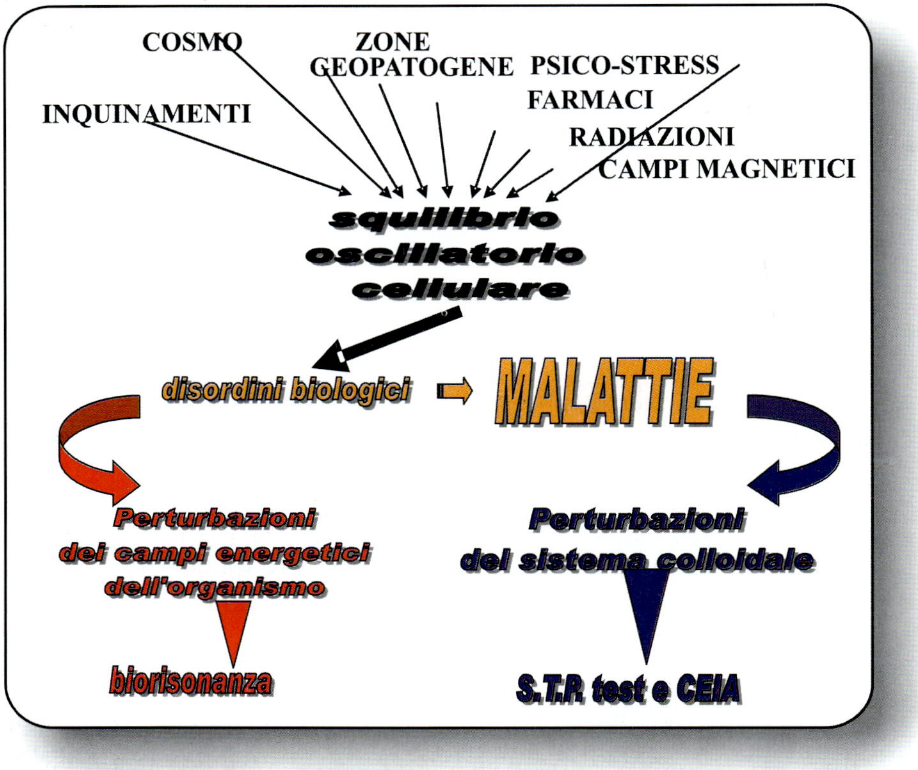

Dopo Lakhovsky noi abbiamo scoperto l'infinitamente piccolo, i segreti del nucleo cellulare, delle catene dell'ADN e dei cromosomi, della membrana cellulare, del citoplasma, etc.

Il prof. Emile Guillè a dimostrare che la catena di acidi nucleici possiedono dei metalli a numero 7 e come per esempio questi 7 metalli

3 * Georges LAKHOVSKY: «L'oscillation cellulaire» Doin Edit. (1931)

erano quelli che[4] aveva scelto Lakhovsky per costruire il suo oscillatore a onde multiple.

Emile Guillè ha dimostrato che la cellula rappresentava un ricettore emittente captante le onde provenienti dal mondo esteriore ed emittente di risposte. Esso ricongiunge i lavori sperimentali di Lakhovsky sull'azione delle onde cosmiche e geobiologiche sui tessuti viventi e la moltiplicazione delle cellule.

I dubbi, che sono per noi delle certezze, dell'azione cancerogena delle onde, campi elettrici, campi magnetici che danno ragione a Lakhovsky.

L'uscita dei lavori di questo pioniere geniale, una scienza nuova è in piena esplosione in certi paesi (Russia, Germania, USA) **la bioresonanza.**

Essa è ancora nei suoi primi passi, è ancora utilizzata male ed è necessaria la maniera prudente per il momento. Ma è probabilmente uno dei pali inevitabili della medicina del futuro così come per la PREVENZIONE, la diagnosi o i trattamenti.

È James Clerk Maxwel che ha dimostrato che il campo elettrico e il campo magnetico associati a un oggetto in movimento elettricamente cambiato non facevano che un campo elettromagnetico.

"I meccanismi della vita sono retti dalle onde elettromagnetiche".

Questa evidenza non è sempre ammessa o parzialmente accettata e con reticenze da una gran parte degli ufficiali scientifici. Quello di loro conferito che ha aperto la via, hanno dovuto lo stesso subire (e subiranno ancora) i loro sarcasmi e le loro cattiverie. Recentemente ancora F.A.POPP, prof. all'università di Marbourg (Germania) dichiarò che aveva dovuto al corso delle sue ricerche battersi contro un oscurità degna di inquisizione. Dopo 20 anni, LASHLEY,PRIBRAM, DAVIDOV, UMEZAWA, ALFINITO, etc. sono degli scienziati di alto livello che hanno apportato una pietra all'edificio in costruzione della biorisonanza.

4 * F.A. POPP: Biologie de la lumière Ed.PIETTEUR Liège (1996)

Questo SIT KO ha stabilito che ciascuna cellula di ciascun organismo vivente, può essere considerato come una risorsa di pompa elettromagnetica. I progressi delle macchine di misure di onde millimetriche rendono possibile la registrazione di queste radiazioni cellulari millimetriche degli esseri viventi.

Le specialità del centro di ricerca scientifica della medicina quantica "VIDHUCK" in Ucraina, hanno precisato le proprietà radioelettriche dell'organismo umano.

In questo momento un grande numero di macchine sono già in opera e sono commercializzate:

MORA, VEGA, IMEDIS, MEDI LD, PROGNOS, etc.

Esse hanno le loro qualità e i loro difetti.

Ho esperimentato un certo numero di queste. La mia conclusione è che la qualità delle macchine, anche se essa ha una certa importanza, non è l'elemento più importante. Il punto capitale resta la capacità dell'operatore. A cosa serve la Ferrari se il conduttore non ha il permesso di guidare?

Il gran rischio è di mettere questa tecnica ancora piena di incertezze e soggetta a delle pieghe innumerevoli tra le mani degli operatori incompetenti, che molto spesso non hanno alcun tipo di qualifica medica.

Questo apparecchio ci permette, messo da parte la scelta dei prodotti che sono più favorevoli a ciascun paziente, di testare le associazioni di prodotti e di evitare le incompatibilità che possono esistere tra queste ultime. Ancora, due prodotti favorevoli mentre essi sono testati separatamente possono non più essere, mentre le associ.

Conseguenza direttamente della bioenergetica, esisterà in un futuro prossimo:

1. delle tecniche di rintracciamento e di diagnosi che sono interessanti a utilizzare ugualmente in prevenzione. È questo che noi cominciamo a fare nel bilancio generale di prevenzione.
2. delle tecniche di orientazione di terapie
3. di tecniche di trattamento.

Per concludere questo libro consacrato alla prevenzione io attaccherei tre punti che mi sembrano particolarmente importanti.

Per cominciare, ricorderei le grandi regole della Prevenzione. Queste regole, per malizia numererei i dieci comandamenti sperando che siano rispettati meglio di quelli del vecchio testamento.

I DIECI COMANDAMENTI DELLA PREVENZIONE

Consumare meno grassi
Consumare soprattutto acidi grassi insaturi
Diminuire il sale
Eliminare le sostanze tossiche
Riéquilibrare le carenze
Controllare le cadute immunitarie
Favorire l'ossigènazione
Favorire il drenaggio e la depurazione del corpo
Saper scegliere dove dormire
Saper ridere 3 volte al giorno

In seguito, parlerei di un problema estremamente grave, quello della responsabilità sulla degradazione catastrofica del nostro ambiente e dell'agonia dalla nostra terra. Pregare una prevenzione poiché il nostro mondo industriale ci imprigiona progressivamente, a cosa serve questo?

Ho trattato a lungo dei metalli pesanti, delle sostanze chimiche diffuse sulla terra, delle acque, nell'aria per una società basata sulla consumazione industriale, la globalizzazione e il progressoscientifico. Questa società è istituita da una dottrina pressante che ha eclissato tutte le altre religioni. Questo è il dogma dell'ARGENTO.

Se vogliamo veramente creare un futuro per i nostri figli, prevenire le malattie e vivere meglio, è necessario tuttavia che questo meccanismo inesorabile, che sta uccidendo il nostro mondo, cesserà un giorno o l'altro....

La popolazione non è cosciente della gravita della situazione. Per dare un esempio, sapete che soltanto il 3% delle sostanze chimiche che ci circondano quotidianamente sono state valutate?

Per aprire gli occhi a quelli che dubiteranno ancora delle proposte che io sostengo, lasciatemi parlare ora del programma REICH.

Per la maggior parte di voi, non sapete sicuramente di cosa si tratta.

Cos'è il programma REACH?

Si tratta di un progetto di Regolamentazione Europea sulle sostanze chimiche nato nel 1991 a seguito di una domanda dei ministri dell'Ambiente dei Quindici. L'entrata in vigore era prevista per il 2007.

Esso aveva dovuto comportare una grande novità: l'inversione del carico della prova. Poiché esso imponeva alle autorità di provare che una sostanza è pericolosa , e dovranno essere agli industriali e importatori a dimostrare l'innocuità delle sostanze che essi producono o importano.

LE GRANDI LINEE DEL PROGETTO

Le sostanze prodotte o importate superiori ad una tonnellata per anno-circa trentamila molecole sono concertate- dovranno essere registrate presso un "Agenzia Europea dei prodotti chimici" con sede a Helsinki. Tra queste 30000 molecole, 10000 sono prodotte a più di 10000 tonnellate all'anno. Queste ultime avranno da essere somministrate ad una procedura di valutazione per i futuri agenti.

Questa istituzione dovrebbe ugualmente stabilire la lista ufficiale delle molecole già identificate come "estremamente preoccupanti "(circa 2000) e che dovranno essere somministrate a una procedura di autorizzazione.

Si tratta di quattro tipi di sostanze:

1. Sostanze cancerogene, mutageni, e tossiche per la riproduzione.
2. Sostanze persistenti, bio accumulatrici e tossiche.
3. Sostanze molto persistenti, a forte potenziale di bio accumulazione (es: i perturbatori endocrinici.

Di più si istituisce i principi di sostituzione che imporranno di rimpiazzare i prodotti più aggressivi tutte le volte che esistono delle alternative.

Ecco, come avete constatato la pressione dei lobby industriali andati ad opporsi e finire per riunire i programmi REACH. In effetti seguono la storia degli avvenimenti che si sono succeduti per portare a questa "Berenzina del ecologia".

- 1999. i ministri dell'ambiente reclamano una riforma della messa sul mercato delle sostanze chimiche.
- 2001: la commissione presenta il libro bianco del progetto REACH.
- 2003: l'intervento per iscritto di CHIRAC, BLAIR e SCHRODER al presidente della commissione per bloccare il programma al fine di generare la competitivita dell'industria europea.
- 17 nov 2005: il parlamento europeo adotta in prima lettura il testo rimaneggiato dalla commissione.
- 19 dicembre 2005: i ministri dell'industria adottano una versione allegata del programma REACH.
- 14 dicembre 2006: il programma "fallito" è adottato definitivamente dal Parlamento europeo. Infatti il Parlamento "fa un bel regalo di Natale all'industria chimica": 2/3 delle sostanze tossiche sfuggono al controllo, il rimpiazzamento delle sostanze tossiche per altre alternative non è più obbligatorio, le sostanze tossiche non saranno segnalate sulle etichette, etc.... ***"È tragico per la nostra salute e per quella del nostro pianeta"*** Serge Omu, direttore dell' organismo mondiale dell' ambiente.

Ciò mostra che il dogma del denaro ha preso il potere, potere pressoché assoluto e che sarà molto difficile da cambiare nel corso delle cose. Solo l'informazione al pubblico al fine che egli prenda conoscenza dello stato di estrema urgenza della situazione potrà evitarle di uscire dal suo torpore fatalista. Esso non si fa attendere dai politici che sono in capo al mondo della finanza e dell'industria, la storia del programma RAICH lo ha ancora una volta dimostrato.

Infine, un altro pericolo che ci minaccia: la scienza stessa. Non bisogna dimenticare che l'essere vivente è un edificio complesso fatto da una moltitudine di elementi di cui noi ne conosciamo solo una piccola parte.

L'alterazione di uno solo di questi elementi può sovrastare le altre e generare la malattia. Lo scoglio della scienza medica è di credere o di fare come se la medicina fosse una scienza esatta. Questo è un grande errore. Il chimico o il fisico che intraprendono un' esperienza è padrone di tutti gli elementi dei fenomeni che va a studiare. Nell'organismo umano c'è un' altra storia e il biologo non padroneggia niente o pressoché niente. Per esempio, ci sono dozzine di migliala di enzimi che intervengono nel metabolismo e che, secondo i casi possono portare alla formazione di prodotti differenti. La medicina non è una scienza esatta, di meno come la scienza la intende.

Ciò ha fatto dire al grande biochimico FIESSINGER:

"Due e due fonti per volta tre, delle volte cinque, ma raramente quattro."

Egli ne deduce due principi fondamentali:

1. La molteplicità delle sostanze che intervengono nel equilibrio di un essere vivente rende problematiche i risultati di tutte sperimentazioni. La scienza fondamentale dimentica troppo spesso questi punti capitali. Che comportano dei gravi errori, per esempio nel settore della medicina.
2. "non esistono due esseri identici sulla terra".

La scienza medica occidentale, che s'interessa solo del corpo fisico e al materiale, ha dunque dei problemi insolubili di fronte a queste diversità dell'organismo dell'essere vivente.

Che ne sarà se le nozioni dei corpi astrali ed eterici arrivano a penetrare nello spirito di questi scienziati?

Sono evidenti delle relazioni estratte tra i tre corpi: fisico, astrale ed eterico.

Per quelli che saranno settici, è ora provato che una semplice emozione, uno stress psicologico, possono provocare:

- Una caduta o un blocco delle difese immunitarie.
- Spaccatura dell'ADN

La prevenzione ideale dovrà in effetti applicarsi al livello dei tre corpi.

In questo libro noi abbiamo attaccato solo la **prevenzione del corpo fisico** e impegno i miei lettori a non dimenticare che è necessario agire sugli altri due corpi se vogliamo essere completi.

Lo studio dell'uomo è cominciato per il suo sviluppo esterno. Le religioni hanno per lungo tempo ritardato l'esplorazione del corpo umano e dell'anatomia. All'inizio macroscopica.

Si scoprì allora che gli organi, i tessuti, la cellula. La microspia si sviluppa, si entra nella cellula.

Delle scienze nuove appaiono, la biochimica, la biofisica, la fisiologia. Si scoprono le molecole. Si pensa che lì elemento più piccolo della materia vivente è stato scoperto. E poi, a stupore, si scopre il mondo degli atomi e degli elettroni. Le sorprese non sono terminate. Entriamo ora in un mondo nuovo. Fino a questo giorno i nostri studiosi si sono interessati degli elementi visibili e palpabili.

Oggi, noi entriamo in un mondo totalmente differente, quello dell'impalpabile e dell'invisibile.

Quello dei "quanti" e delle onde elettromagnetiche.

La nostra scienza è "materiale", essa non è ancora tutta pronta ad assimilare le informazioni, a fare il grande salto verso l'ignoto impalpabile e invisibile. Fin qui, la scienza medica accademica ha analizzato la struttura dell'organismo umano a livello cellulare e molecolare. Essa comincia a pieno ad interessarsi a livello atomico. Essa rigetta ancora il piano energetico e vibrazionale.

Questa è, tuttavia, quello che sarà necessario certamente andare a cercare le soluzioni per trattare, guarire e prevenire le malattie. Si tratta di andare ad esplorare il mondo ignoto, un mondo di silenzi, un mondo che non si vede, che non si può toccare e sentire. È un mondo probabilmente pericoloso poiché porta eventualmente al segreto della vita. lo sono tra quelli che pensano che l'uomo deve interdirsi nel volere e scoprire questo segreto. Sarà necessario dunque rispettare delle frontiere. È spesso molto aleatorio di voler imporre dei limiti a certi ricercatori, noi lo sappiamo molto bene.

Tuttavia, non bisogna mai dimenticare la curiosità scientifica, alcune necessarie al progresso che questo era in medicina o in tutt'altra disciplina non è accettabile che se essa è necessaria e profittevole all'Uomo.

APPENDICE

ALCUNE PIANTE AMICHE PER CURARE I PICCOLI DISTURBI QUOTIDIANI

Per risolvere i nostri piccoli problemi di salute dobbiamo imparare a servirci di piante che sono a nostra disposizione e ricorrere ai medicinali (antibiotici, corticoidi, sonniferi, antinfiammatori, ecc.) sono in caso di malattie gravi. Per farlo, occorre conoscere queste piante e saperle preparare: infusioni, decotti, macerazioni, infusi, tisane, tinture. Questi vecchi rimedi naturali danno buoni risultati se sappiamo utilizzarli con cognizione di causa.

Come si preparano?

LA TISANA

Scaldare un po' d'acqua in un bricco e aggiungervi uno o due cucchiaini di erbe, essiccate o fresche, per ogni tazza; coprire immediatamente il recipiente. Far scaldare per altri 3-5 minuti e poi togliere dal fuoco. Lasciar riposare 5 minuti, filtrare e bere (se possibile senza zucchero).

L'INFUSO

Versare dell'acqua bollente sulle erbe desiderate, essiccate o fresche (due cucchiaini per ogni tazza). Coprire le tazze e lasciare in infusione per 10 minuti.

LA MACERAZIONE

Lasciare a bagno le erbe essiccate o fresche per 24 ore. Poi riscaldare lentamente, filtrare, bere senza zuccherare. Questo metodo è particolarmente indicato per le piante ricche di oli essenziali e permette di mantenere intatte le vitamine ed i minerali.

IL DECOTTO

Versare dell'acqua fredda in un recipiente di ceramica o vetro e aggiungervi le erbe nella proporzione indicata in base al numero di tazze. Scaldare a fuoco lento per 30 minuti. Lasciar riposare, filtrare e bere, sempre senza zuccherare. Questa tecnica viene utilizzata per le parti dure della pianta: radici e gambi.

LA TINTURA

Mettere in un recipiente di vetro trasparente 50 g dell'erba desiderata, con mezzo litro di alcol. Chiudere bene ed esporre al sole per una settimana. Filtrare e lasciar riposare per 24 ore. Filtrare di nuovo. È la tecnica più utilizzata per ottenere un'azione immediata dei principi attivi della pianta.

I SUCCHI

I succhi di piante fresche sono una forma di preparato molto interessante. Permettono di sfruttare le proprietà curative non solo della frutta ma anche delle verdure.

Tuttavia, le virtù curative della frutta e delle verdure sono davvero efficaci solo quando vengono consumate crude e raccolte al momento stesso della preparazione. Le proprietà e le vitamine diminuiscono velocemente con il passare del tempo, con la conservazione in frigorifero e più ancora in congelatore.

ALTRI MODI DI IMPIEGO

Le erbe possono essere utilizzate anche per fare **bagni**, **gargarismi**, **impacchi, cataplasmi, pomate, oli, inalazioni**.

I PREPARATI PRECONFEZIONATI

Scegliere preferibilmente sciroppi (al fruttosio), che sono il miglior mezzo di conservazione, e tinture senza conservanti chimici e in bottiglia di vetro.

I succhi di frutta o verdura esposti sugli scaffali dei supermercati e dei negozi di generi alimentari vanno evitati. Le polveri di vegetali non sono una soluzione valida.

Quali sono le piante amiche della nostra salute quotidiana?

Mi limiterò a quelle più comuni e più facili da reperire, ma sono già sufficienti a risolvere tutta una serie di piccoli malanni.

PIANTA	INDICAZIONI	PARTE UTILE	PREPARAZIONE	POSOLOGIA
ALLORO	Inappetenza, insonnia, digestione, emorroidi	Foglia	Decotto - Infuso: 1 g per 100 ml di acqua	1-3 tazze al giorno
ARANCIA	Malattie infettive, influenza, tonico cardiovascolare	Frutto –Foglia - Fiore	Succo –Infuso - Macerazione della scorza	4 al giorno all'occorrenza - 3 tazze al giorno - 1 bicchierino da liquore al giorno prima dei pasti
BIANCOSPINO	Ipovitaminosi, diarrea, stanchezza	Fiore -Frutto	Infuso: 1g/100ml Macerazione Marmellata	2 tazze al giorno 1 bicchierino da liquore al giorno
BASILICO	Angoscia, stanchezza mentale, insonnia, digestione	Foglia - Fiore	Infuso: 3g /100 ml d'acqua Macerazione	3-4 tazze al giorno 10-30 gocce dopo i pasti
CASTAGNO	Tosse, mal di gola	Foglia	Infuso per uso esterno e gargarismi Estratto fluido in farmacia per la tosse	3 gargarismi al giorno 2-5 gocce su uno zuccherino
CIPOLLA	Raffreddore, bronchite	Bulbo	Succo	3 bicchieri al giorno
CAROTA	Occhi, pelle, unghie	Radice	Cruda intera – Succo	1 kg al giorno in cura

CARCIOFO	Malattie del fegato, gotta, ipercolesterolemia, arteriosclerosi	Foglia	Infuso: 2g / 100ml Decotto: 2g/100ml Macerazione	1 tazza prima dei pasti 1 bicchierino da liquore
CAMOMILLA	Insonnia, nevralgia, coliche, dolori mestruali, malattie della pelle	Fiore all'inizio della fioritura	Infuso 2g/100ml Olio per uso esterno	3 tazze al giorno Massaggi
FUNGHI	Fonte di proteine fonte di vit. B, stimolano l'immunità		Crudi	50 g al giorno
IPERICO	Bronchite, digestione, nevrite	Fiore	Infuso: 1g / 100ml Uso esterno come impacco o olio	1-3 tazze al giorno
LAVANDA	Mal di testa, reumatismi, malattie infettive dell'apparato respiratorio	Fiore	Infuso: 1g/100 ml d'acqua Olio	3-5 tazze al giorno Applicazioni esterne
LIMONE	Ipertensione, disturbi cardiovascolari, obesità, vescichetta biliare, diabete	Foglia - Frutto	Infuso - Succo	2-3 tazze al giorno 3 succhi al giorno

MELA	Artrite e gotta, obesità, arteriosclerosi, costipazione	Frutto	Cruda - Succo	In monodieta per una dieta dimagrante 3 mele al giorno la sera prima di coricarsi
MENTA	Digestione, raffreddore, nausea e vomito, insonnia	Foglia - Pianta intera	Infuso: 2g /100 ml - Olio essenziale	3 tazze al giorno 3 gocce 3 volte al giorno
MALVA	Infiammazioni, azione lassativa, gengivite e mal di gola, irritazione vaginale	Foglia -Fiore	Infuso con latte: 3g /100 ml Risciacquo orale e gargarismi, impacchi, decotto	1 grande tazza 3 volte al giorno
NAVONE	Asma, bronchi	Radice	Succo	3-4 bicchieri al giorno
ORTICA	Reumatismi, infiammazione intestinale, depurativo e diuretico, salute dei capelli	Tutta la pianta	Infuso: 5g/100nl Succo Decotto	1-2 tazze al giorno 6 cucchiaini al giorno come frizione del cuoio capelluto
PERA	Abbassa il colesterolo, migliora la memoria e la vigilanza	Frutto	Succo – Diete a base di frutta fresca	2 al giorno in succo 8 al giorno in monodieta di 3 giorni
PREZZEMOLO	Diabete, calcoli	Pianta intera	Succo	1 bicchiere ogni mattina
RAPA	Anemia	Radice	Succo	3 bicchieroni nell'arco della giornata

RAMOLACCIO NERO	Malattie del fegato	Radice	Succo	1 bicchiere 10 minuti prima dei pasti
ROSMARINO	Stanchezza, calo di pressione, malattie del fegato, asma, bronchite	Foglia e gambo - Fiore	Infuso: 1g / 100ml d'acqua Macerazione - Risciacquo	3-4 tazze al giorno 1 bicchierino da liquore dopo i pasti
SALVIA	Stanchezza, sudorazione eccessiva, digestione, ipertensione, gengivite, mal di gola	Fiore	Infuso: 1g/100ml Decotto per uso esterno	1 tazza al giorno
SEDANO	Artrite, nevrite, reumatismi, ipertensione	Pianta intera	Succo	5 bicchieri al giorno
TIGLIO	Insonnia, nervosismo, dolori gastrici, raffreddore	Fiore	Infuso: 2g/100ml - Risciacquo	4-5 tazze al giorno
TIMO	Raffreddore, reumatismi, influenza, infezioni intestinali, dolori mestruali	Tutta la pianta	Infuso: 1,5g/100ml Risciacquo-	3 tazze al giorno
TÈ	Abbassa il colesterolo, previene la carie dentale	Foglia	Infuso: 3g/100ml	Massimo 3 tazze al giorno e poco forte

UVA	Disintossicante, diuretica, lassativa, digestione, tonico muscolare e nervoso	Frutto	Succo – Diete a base di frutta	1 litro al giorno in cure di 10 giorni Cura d'uva in monodieta su 7 giorni.
VALERIANA	Insonnia, nervosismo, ansia, crampi addominali	Radici	Macerazione polvere	2 bicchierini da liquore al giorno lontano dai pasti 2 cucchiaini nel miele
DESMODIUM ASCENDENS (Sud America preferibile all'Africa)	Protezione epatica, cirrosi, epatiti	Foglie - Opercoli	Infuso: 10 g per 1 l d'acqua Macerazione	1 litro nell'arco della giornata in cura di 15 giorni

GLI ELISIR FLOREALI

Non possiamo concludere questo capitolo senza citare gli *Elisir Floreali*, meglio noti come *Fiori di Bach*. Infatti, il primo ad accorgersi dell'influenza dei fiori sullo stato d'animo e i disturbi fisiologici è stato il famoso batteriologo e omeopata Edward Bach.

Quale azione esercitano? Ogni fiore possiede una virtù particolare ed è in grado di risvegliare le qualità carenti o sviluppare quelle assopite. Ad esempio, il fiore della borragine agisce sulla tristezza o lo scoraggiamento e favorisce il coraggio e l'ottimismo.

Non vi è dubbio che gli elisir floreali potrebbero costituire il nuovo alfabeto di un linguaggio emozionale.

I Fiori di Bach si acquistano in farmacia ma, prima di lanciarsi in questa via terapeutica affascinante, occorre consultare uno specialista di questa tecnica.

Perché ingrasso?

Per innumerevoli motivi, ci capita di mangiare troppo e male. Perché mettiamo su peso? I responsabili sono noti, anche a voi che fate finta di non saperlo. Sono naturalmente i *grassi* e gli *zuccheri*. Questi due tentatori sono prima consumati con delizia, poi assimilati ed infine immagazzinati nelle cellule adipose. Il seguito lo conosciamo fin troppo bene, e anche la nostra bilancia!

Il valore calorico dei grassi è terribile. Non dovrebbero superare il 30% della razione quotidiana, mentre invece ne consumiamo mediamente oltre il 40%.

GLUCIDI	55% della razione totale
LIPIDI	25%
PROTEINE	20%

I prodotti dolci, se vengono utilizzati immediatamente per un fabbisogno energetico (ad esempio sport), si trasformano in glucosio per nutrire il muscolo. Se questi fabbisogni energetici non esistono, l'*Insulina*, ormone prodotto dal pancreas, trasporta gli zuccheri fino alle cellule adipose, dove favorisce la loro penetrazione e la loro trasformazione in grassi. Se questo ormone viene a mancare, lo zucchero nel sangue aumenta, provocando il diabete. Ma la nostra sventura non finisce qui. L'insulina impedisce inoltre all'organismo di attingere normalmente alle proprie riserve di grassi. È anche responsabile del temibile "crollo fisico" che segue all'assorbimento di prodotti dolci.

Come venirne fuori? Una dieta. Un'altra dieta, mi direte! Dieta non significa prigionia. Diffidate di quelle finte diete che a volte vi fanno perdere velocemente qualche chilo, fin troppo velocemente, promettendovi che sarà più difficile riprendere peso. "Il vostro corpo non è uno yo-yo".

Attenzione agli edulcoranti artificiali

(Saccarina, Aspartame, Acesulfame)

Questi non forniscono calorie ma sono tossici e in definitiva aiutano ben poco chi vuole perdere peso. Dagli studi emerge che la gente tende ad essere più corpulenta da quando sono stati inventati i succedanei dello zucchero.

BREVE CRONISTORIA DELL'ASPARTAME

Nel 1980, dopo un secondo rifiuto di commercializzazione, il laboratorio Searle, inventore di questo prodotto, presentava nuovi studi alla FDA (Food and Drug Administration). Tali studi furono catastrofici in quanto sui 196 animali sottoposti all'Aspartame, 96 morirono di tumore cerebrale.

Tuttavia, sotto le pressioni politiche e grazie al commissario Arthur Hayes, la FDA finì nonostante tutto con l'autorizzare il prodotto nel 1994, mentre erano già stati presentati 7000 reclami. Tuttavia, anche gli scienziati hanno dimostrato e spiegato gli effetti tossici dell'aspartame, dovuti al fatto che l'aspartame nei liquidi caldi e nell'organismo si decompone in **Metanolo**, il quale a sua volta si decompone in **Formaldeide**, in **Acido formico** e in **Diketopiperazina**, 3 prodotti noti come responsabili dei tumori cerebrali. Inoltre, l'aspartame contiene fenilalanina. Circa il 2% della popolazione portatrice dei geni che provocano la fenilchetonuria non possiedono l'enzima specifico per liberarsi di questa sostanza. Per questi soggetti sussistono grandi rischi quando consumano l'aspartame (epilessia, disturbi mentali).

L'American Center Society ha seguito per 6 anni 80.000 donne che utilizzavano l'Aspartame. Hanno osservato che queste donne hanno preso più peso di quelle che consumavano zucchero normale e che manifestano istinti bulimici nei giorni successivi all'assunzione. Questo è dovuto all'irregolare funzionamento pancreatico provocato dall'Aspartame. **Oltre 4000 prodotti alimentari** contenenti Aspartame**, bibite, medicinali, caramelle**, sono in vendita sul mercato con la benedizione delle autorità.

Al contrario, il 22 ottobre 1999 **l'Islanda ha vietato l'Aspartame e in Canada è obbligatorio apporre sulle confezioni la dicitura "Può provocare tumori".**

Qual è il peso ideale?

Potete calcolarlo facilmente con l'indice di massa corporea o BMI (Body Mass Index, detto anche Indice di Querelet). Ma non dimenticate che quest'ultimo varia in funzione dell'età.

Calcolate il vostro BMI

P = il vostro peso (in kg)
T = la vostra statura ($S^2 = S \times S$)
BMI = P/S^2
BMI normale per un adulto compreso tra 25 e 50 anni:
Donna adulta = 20 - 24
Uomo adulto = 20 - 25

(dopo i 50 anni, aumentare del 5% per fasce di 10 anni; prima dei 25 anni, aggiungere 5% del BMI calcolato)

Qualche esempio:

Uomo di 40 anni, statura 1,80 m, peso 74 kg, BMI 74 / (1,8 x 1,8) = 22,8
Donna di 20 anni, statura 1,65 m, peso 72 kg BMI 72 / (1,65 x 1,65) = 26 + 5% = 27,3
Uomo di 80 anni, statura 1,70 m, peso BMI = 25,6 (normale, massimo 28,75)

Donna: da 24 a 29 = soprappeso
Da 29 in poi = obesità
Uomo: da 25 a 30 = soprappeso
Da 30 in poi = obesità

Una dieta deve essere lenta ed equilibrata.

L'ideale è perdere un chilo al mese.

La dieta ideale non esiste. In effetti ognuno deve cercare la propria dieta. Le linee guida sono relativamente semplici:

Diminuire le calorie:

Ad esempio, per un soggetto sedentario di 40 anni, la dose giornaliera normale è mediamente di 2400 calorie. Per perdere peso lentamente e regolarmente gli basterà ridurre le calorie giornaliere a 1800.

ATTIVITA'	sedentaria	media	importante

Per l'uomo:			
15-30 anni	2900	3200	3500
30-50 anni	2400	2800	3200
50-70 anni	2000	2200	2800
dopo i 70 anni	1600	2000	2200
Per la donna:			
15-30 anni	2100	2300	2600
30-50 anni	1900	2100	2800
50-70 anni	1800	1900	2500
dopo i 70 anni	1600	1800	2000

La colazione è il pasto più importante. Dovete fare il pieno per la giornata che completerete a mezzogiorno. La sera andate a dormire, quindi non è necessario sovraccaricarsi e far baldoria.

Ricordatevi il proverbio:

"Al mattino mangia come un re, a mezzogiorno come un principe, la sera come un mendicante".

35% a colazione	10% a merenda
35% a pranzo	20% a cena

Diminuire il sale, che non significa mangiare insipido. Bere 3 litri d'acqua lontano dai pasti (e buona acqua). Alimentazione a base di pesce, frutta e verdura. È possibile rafforzare gli effetti della dieta servendosi degli integratori alimentari:

- Le fibre alimentari.
- Le piante in grado di drenare il vostro corpo. Possono inoltre accelerare la fusione dei grassi, agendo direttamente sulle cellule adipose, o stimolando l'adrenalina, sostanza che secerniamo in occasione di emozioni violente e che provoca l'espulsione dei grassi all'esterno delle cellule. È il caso del guarana (frutto di una pianta dell'Amazzonia, famoso per le sue virtù anti-stanchezza) e del tè.
- La L-Carnitina ed il coenzima Q10. Svuotare le cellule del grasso immagazzinato va bene, ma occorre comunque liberarsi di questo grasso bruciandolo. Lo sforzo fisico prolungato può svolgere questa azione, ma vi sono 2 sostanze che provocano tale

combustione, la L-Carnitina ed il coenzima Q10. La L-Carnitina trasporta gli acidi grassi fino ai mitocondri, ossia quelle piccole fabbriche che si trovano all'interno delle nostre cellule e che svolgono la funzione di caldaie, dove vengono bruciati. È a questo punto che interviene il coenzima Q10, elemento essenziale per il buon funzionamento dei mitocondri. Esso stimola la produzione di energia ed il consumo dei grassi. Dosando il coenzima Q10 negli obesi, osserviamo che essi presentano una forte carenza di questo coenzima. Occorre quindi associare le due sostanze per ottenere un effetto potenziante. Le quantità consigliate sono 1 g di L-Carnitina e 200 mg di Q10.

- Vitamine E, C, B. Fare una dieta va bene. Farsi aiutare da alleati efficaci va benissimo. Ma restare in forma dimagrendo va ancora meglio. Per questo bisogna colmare i deficit, in particolare di vitamine B ed E, senza dimenticare di potenziarle con la vitamina C.
- Alcuni minerali: il cromo, che regolarizza la produzione di insulina e la trasformazione del glucosio in grassi, lo Zinco, il Nickel ed il Cobalto che agiscono in profondità a livello del comportamento alimentare, permettendo un adattamento più veloce alla dieta, aumentandone così l'efficacia.
- Mangiate lentamente! Più a lungo masticate i cibi, meglio verranno digeriti. La saliva, nella bocca, comincia il lavoro di digestione. La masticazione frammenta i cibi a contatto con la saliva, permette un passaggio più rapido attraverso lo stomaco ed un migliore assorbimento intestinale. Mangiando lentamente darete il tempo al tubo digerente di inviare al cervello messaggi di sazietà, togliendovi così la voglia di mangiare.

Muoversi e ancora muoversi. L'uomo è fatto per camminare e correre. Se non fate sport, ebbene iniziate a farne, lentamente all'inizio.

Infine, **imparate a rilassarvi ogni tanto**, anche se solo per trenta minuti nell'arco di una giornata. *"Mens sana in corpore sano"*.

Come posso fare per ridurre la cellulite?

La cellulite è la disperazione di moltissime signorine e signore, soprattutto quando arriva l'estate, perché si vede. Non dimenticate tuttavia, care Signore, che la cellulite è il marchio della femminilità. Essa si infiltra nello strato più profondo della pelle, l'ipoderma, normalmente formata da cellule adipose dette adipociti. Contemporaneamente, le fibre connettive che le avvolgono diventano più spesse, provocando la temutissima *Pelle a buccia d'arancia.*

Non si conoscono a fondo le vere cause delle cellulite. Il sovraccarico alimentare è una causa frequente, ma non necessariamente. Le disfunzioni ormonali, in particolare nell'equilibrio degli estrogeni, spiegano meglio l'insorgenza più frequente di questo inestetismo nelle donne e la sua distribuzione a livello delle anche e delle cosce. Ma probabilmente anche anomalie della circolazione locale e del tessuto connettivo svolgono un ruolo in questo senso.

Di fatto la cellulite è molto difficile da combattere, soprattutto se si è formata da molto tempo. Farla scomparire completamente sembra un'impresa impossibile. Tuttavia, è possibile ridurla ed impedirne lo sviluppo. Ecco in che modo.

1° Prevenirla con una buona igiene del corpo:

- Dietetica: seguire le regole generali indicate nelle pagine precedenti.
- Attività fisica *regolare*. Fare sport o palestra 1 volta a settimana non serve a granché, è necessario praticare almeno 3 sedute settimanali per avere un effetto sulla cellulite.
- Bere 3 litri d'acqua al giorno (Mont Roucous, Lauretana, Amorosa, Plose).
- Rilassamento.
- *Drenaggio linfatico.*

2° Ricorrere alle piante:

Una sostanza, la Bromelaina, è in grado di rompere i ponti di proteine ed esercita un effetto disinfiltrante. È contenuta soprattutto nel fusto dell'ananas (e non nel frutto). La regina dei prati, le alghe, l'olio di ricino, l'uva, la papaia, il limone, la mela.

3° Correggere i disturbi venosi

Oltre al massaggio (con *Gammacomplex*, ad esempio) e al drenaggio linfatico, anche in questo caso le piante sono alleati interessanti: il ginkgo biloba, la vigna rossa, l'amamelide, la Bursa Pastoris, l'eleuterococco. (Ad esempio: *Fluxacomplex* 3 cucchiaini al giorno associati a *Vitigincomplex* 3 cucchiaini al giorno).

4° Utilizzare le tecniche mediche ma solo con cautela, in quanto non sono prive di rischi: cellulolipolisi, liposuzione, lipojet, laser, ecc.

Come posso ringiovanire?

Come abbiamo spiegato nelle pagine iniziali di questo libro, ringiovanire è un sogno. **Ritardare l'invecchiamento e mantenersi in forma è invece un obiettivo alla nostra portata.** Il primo capitolo di quest'opera è interamente dedicato alla lotta ai radicali liberi, che sono la vera causa dell'invecchiamento.

I campioni della cura di giovinezza sono:

- I grandi antiossidanti: Vitamine A, C, E, i minerali come Zinco, Selenio, il coenzima Q10 e la L-Carnitina.
- I protettori e costituenti delle membrane cellulari: **Acidi grassi poliinsaturi**, in particolare la famiglia **Omega 3**.
- Gli aminoacidi: Arginina e cisteina.
- I drenanti: in primo luogo l'acqua, naturalmente.
- L'igiene alimentare.
- L'attività sportiva moderata (lo sport da competizione fa invecchiare).
- Poca esposizione al sole.
- Il benessere mentale.

La cura anti-invecchiamento

- Mangiare meno, mangiare frutta e verdura, pesce, cereali integrali ed in proporzioni equilibrate.
- Bere 2 litri d'acqua di buona qualità
- Praticare attività sportiva moderata 2-3 volte a settimana ed ossigenarsi al massimo (se possibile, evitare le grandi città).
- Rilassarsi il più possibile.
- Assumere quotidianamente:
  - DELTA A: 1 capsula al giorno
  - DELTA E: 3 capsule al giorno
  - DELTA C: 6 capsule al giorno
  - VITIGIN COMPLEX: 3 cucchiai al giorno
  - OMEGA COMPLEX: 4 capsule al giorno
  - DELTA SELENIUM: 1 capsula al giorno
  - POLLINE FRESCO: 1 cucchiaio da tavola al mattino
- Prendere in cura di 10 giorni al mese:
  - L-CARNITINA: 1 g al giorno
  - COENZIMA Q10: 200 mg al giorno
  - DRAINA COMPLEX: 3 cucchiai dose al giorno prima dei pasti
  - BIO FLOR 1-2-3 2 al giorno di ogni tipo

Se smetto di fumare ingrasserò ...

In effetti, è un dato di fatto che chi smette di fumare prende peso. Perché? I consumi calorici del fumatore sono maggiori di quelli del non fumatore. Inoltre, l'ex fumatore per reazione consuma più zuccheri e grassi a scapito delle proteine.

Ma smettere di fumare e dimagrire è possibile!

Occorre:

- Evitare gli zuccheri.
- Seguire una dieta ricca di proteine nei primi 15 giorni di astinenza dal tabacco.
- Bere 3 litri d'acqua al giorno, in quanto le vie respiratorie sono inaridite dal fumo.
- Correggere la carenza vitaminica che esiste sempre nel fumatore, soprattutto se per giunta è anche un consumatore di caffè: si consiglia Delta E, Delta C, Delta A, Delta B, Delta Selenium.

Vedrete allora che non ingrasserete, anche se non fumate più.

Cerco la dieta miracolosa ...

Come abbiamo già detto, **la dieta miracolosa non esiste**.

Che si eliminino gli zuccheri (**Atkins**) o i grassi (**Pritikin**), che si facciano mangiare solo uova (**Mayo**) o frutta, il risultato è costante ed è inevitabilmente una carenza.

Le diete dissociate, che si fondano sull'ipotesi di un'incompatibilità di taluni alimenti, in definitiva non hanno alcun presupposto scientifico serio. E poi, come spiegare che non esiste un solo prodotto puro in natura?

La verità è che l'obiettivo di queste diete è provocare un disgusto progressivo che comporta necessariamente una diminuzione delle calorie e un dimagrimento, ma anche un cambiamento d'umore, un'aggressività e uno stato depressivo.

Come combattere la stanchezza?

In primo luogo, occorre definire chiaramente ciò che intendete per stanchezza. Se vi alzate al mattino dopo 7 o 8 ore di sonno con un senso di stanchezza, ma magari siete in grado di giocare a tennis senza troppa fatica e il senso di stanchezza si attenua con il lavoro, il problema è più legato alla stanchezza psichica che fisica. La vera stanchezza è progressiva ed aumenta con gli sforzi.

Nel secondo caso, vi consigliamo di consultare il medico, soprattutto se dopo 15 giorni della piccola cura di seguito indicata non constatate alcun miglioramento.

- Mangiare cibi poco grassi, soprattutto cereali integrali e frutta, pesce e zuccheri lenti.
- Dormire almeno 8 ore al giorno (non coricarsi dopo le 22.00).
- Praticare sport iniziando molto progressivamente.
- Aggiungere:
    - BETACOMPLEX: 4 cucchiai al giorno
    - POLLINE FRESCO: 1 cucchiaio la mattina a colazione
    - Vitamine: COMPLESSO B, C (almeno 1 g al giorno), COMPLESSO E (400 mg), L-CARNITINA (1 g) e COENZIMA Q10 (200 mg)
    - Ricostituire la propria flora intestinale (Colotium)

E non dimenticate: se dopo aver seguito questa cura per 15 giorni non notate miglioramenti, rivolgetevi al vostro medico.

Ho paura del cancro. Come posso proteggermi?

Tranquillizzatevi, tutti hanno paura del cancro e chi fuma e continua a fumare nonostante gli avvertimenti, le campagne contro il fumo, gli amici e i conoscenti che muoiono, ha ancora più paura di voi, malgrado le apparenze!

Una formula magica per evitare il cancro? Non esiste. Però si possono ridurre i rischi in percentuali non trascurabili, circa il 40%.

Per questo si dovrebbe evitare il tabacco, l'alcool, i prodotti tossici (respirati o ingeriti), vivere lontano dalle grandi città, dalle centrali nucleari o dalle grandi fabbriche, ad almeno 1 km dalla linea ad alta tensione, verificare la geobiologia della propria abitazione, non mangiare grassi animali, non utilizzare il telefono cellulare, ecc. Bisogna riconoscere che il programma è molto pesante!

È davvero realizzabile al giorno d'oggi per la maggior parte di noi? Non credo, anche se penso che sarebbe l'ideale.

Occorre quindi tentare di seguire alcune indicazioni semplici e soprattutto fattibili.

- Smettere di fumare. Questo va fatto assolutamente. Lo stesso vale anche per l'alcol.
- Mangiare il meno possibile grassi animali e il più possibile frutta e verdura *fresca*.
- Bere un'acqua di buona qualità.
- Assumere regolarmente degli antiossidanti: Vitamine A, C, E, Selenio e Zinco, coenzima Q10, ricostituire la propria flora intestinale.
- Fare sport moderato ma regolare.
- Imparare a rilassarsi ed a resistere allo stress psicologico. Saper essere ottimisti e ridere spesso.

Mi sanguinano le gengive e i denti si scalzano. Che cosa posso fare?

Probabilmente siete portatori di un'affezione nota come parodontosi o piorrea alveolo-dentale la cui origine esatta non è ancora ben definita. L'igiene del cavo orale svolge certamente un ruolo importante (placca dentale e tartaro), ma è favorita anche dai fattori ereditari, l'alimentazione, alcune malattie (diabete, disturbi ormonali), l'articolazione dentale e le grandi carenze.

I nostri consigli:

Consultare un bravo dentista e assicurare una perfetta igiene orale, ristabilire un'articolazione difettosa, ricercare un'eventuale malattia di tipo diabetico o ormonale. **Eliminare gli amalgami**.

Inoltre, controllare l'equilibrio della propria alimentazione (frutta, verdure crude, pesce) e aggiungere:

- Vitamine A, E, C, complesso B.
- Flora intestinale (Bio flor).
- Evitare gli zuccheri (e non dimenticare di lavarsi a lungo i denti con uno spazzolino *Ultra-morbido* dopo ogni pasto).
- Minerali (ad esempio **Betacomplex o Plasma di Quinton isotonico**).
- Risciacqui della bocca per 5 minuti dopo ogni pasto con 2-3 gocce di estratto di semi di pompelmo.
- Si possono fare cure di 1 mese di **Piascledine** (2 comp. al giorno), estratti di avocado, associato a **Chondral** (3 al giorno lontano dai pasti).

Come posso migliorare le mie prestazioni sportive?

Le buone prestazioni sono alla vostra portata se sapete sfruttare al meglio i consigli che trovate in questo libro.

Che siate sportivi di alto livello o sportivi per divertimento, cercate comunque il modo di migliorare, vi chiedete quali siano i mezzi per correre più velocemente, per evitare i crampi, i colpi di stanchezza, per recuperare più in fretta.

Oggi si conosce il funzionamento muscolare. Si conoscono gli alimenti che fungono da carburante dei muscoli.

Ogni sport ha esigenze diverse, ma le basi sono le stesse e l'elemento principale è in primo luogo l'equilibrio dell'alimentazione.

Esistono anche integratori alimentari importanti che non sono prodotti dopanti, ma che rappresentano degli alleati naturali e indispensabili delle prestazioni.

Quali sono allora le regole di base da rispettare?

1- L'alimentazione da competizione:

Normalmente si definiscono 3 periodi: prima, dopo e durante la competizione.

- Prima della competizione, occorre aumentare le riserve di zuccheri (glicogeno), evitare qualsiasi eccesso, costituito da alimenti di rapida digestione per non sovraccaricare l'apparato digerente.

Infine occorre rispettare la regola delle 3 ore, ossia assumere l'ultimo pasto 3 ore prima dell'inizio della gara. Il pasto deve essere quindi composto soprattutto da glucidi, a base di zuccheri complessi lenti. I cibi ideali sono i legumi secchi o i cereali. Poche verdure soprattutto crude, che "gonfiano" lo stomaco e l'intestino. È necessaria una buona idratazione ed un apporto di minerali fino a mezz'ore prima dello sforzo (ad esempio, sei cucchiai di Betacomplex in un litro d'acqua *Mont Roucous o Lauretana o Plose* da consumare durante le due ore che precedono la gara associati a 2 cucchiai di Superbiomin).

- Durante la gara, le esigenze sono di natura idrica ed energetica. Occorre bere regolarmente, soprattutto se lo sforzo è lungo e se fa caldo. Se lo sforzo si protrae a lungo, occorre fornire un supplemento di zuccheri, questa volta semplici e rapidi, associati ad una buona banana.
- Dopo la gara bisogna recuperare e quindi occorrerà eliminare i rifiuti, reidratare e ricostituire la riserva di glicogeno. L'acqua è dunque l'elemento principale. Tre litri d'acqua nell'ora successiva allo sforzo. Aggiungiamo un primo pasto leggero a base di zuccheri e poca o niente carne (per non aumentare i rifiuti e fornire lipidi). Si ritornerà progressivamente ai pasti normali nei giorni successivi.

2 - Gli integratori alimentari utili allo sportivo.

Minerali: Vanno assunti tutti, senza eccezione, ma in particolare i minerali antiossidanti e naturalmente il sodio, il potassio, il magnesio, il calcio, il fosforo e il ferro (ad esempio: **Betacomplex**, **Dynagam**, **Superbiomine**, **Polline fresco**).

Vitamine: il complesso B, la C, la E (ad esempio: DELTA B, DELTA C e DELTA E).

La L-Carnitina fino a 3 g al giorno.

Vit. B1	5 mg	Sodio	4 g di sale
B2	6 mg	Potassio	1,5 g
B6	6 mg	Magnesio	800 mg
B12	10 microgr.	Calcio	1 g
PP	55 mg	Fosforo	800 mg
C	2 g	Ferro	15 mg
E	800 mg	Selenio	100 microgr.

(dosi giornaliere)

PREVENIRE E CONTRIBUIRE A CURARE ALCUNE MALATTIE CON GLI INTEGRATORI ALIMENTARI

ARTROSI

Antiossidanti: Vitamine A, E, C, flavonoidi, selenio,Harpagophytum e Omega 3
Minerali: Magnesio, rame, oro, argento, zinco, cobalto, cartilagine di squalo
Consigli: BETACOMPLEX: 3 cucchiai al giorno
DELTA A: 1 capsula al giorno
DELTA E: 4 capsule al giorno
DELTA C: 3 capsule al giorno
DELTA SELENIUM: 1 capsula al giorno
OMEGA COMPLEX: 3 capsule al giorno
COMITRIS: 2 flaconi al giorno
GLUCOSAMINE: 2g. al giorno

RAFFREDDORE, INFLUENZA, INFEZIONE VIRALE

Antiossidanti: Vitamine A, E, C
Rame, Magnesium, Infusi di timo
Consigli: BETACOMPLEX: 4 cucchiai al giorno
DELTA C: 6 capsule al giorno
DELTA E: 4 capsule al giorno
DELTA B: 3 capsule al giorno

ECZEMA

Antiossidanti: Vitamine A, E, C, zinco,magnesio, vitamine B6, olio di enotera
Consigli: DELTA A: 1 capsula al giorno
DELTA C: 4 capsule al giorno
DELTA E: 3 capsule al giorno
DELTA B: 3 capsule al giorno
BETA COMPLEX: 2 cucchiai al giorno
ALFA SULFUR: 3 capsule al giorno
GAMMA COMPLEX: gel (locale)

PSORIASI

Vedi Eczema, con aggiunta di:
Flora intestinale (BIOFLOR)
Cartilagine di squalo COMITRIS: 3 flaconi al giorno

ASMA

Antiossidanti: Vitamine E, C, B, coenzima Q10, magnesio
Consigli: BIOMAG: 2 compresse al giorno
DELTA C: 6 capsule al giorno
DELTA E: 4 capsule al giorno
COENZIMA Q10: 100 mg al giorno (in farmacia)
POLLINE fresco: 2 cucchiai al mattino

MALATTIE CARDIOVASCOLARI

Antiossidanti: Vitamine A, E, C, OMEGA 3, Ginkgo biloba e vigna rossa.
Consigli: DELTA A: 2 capsule al giorno
DELTA C: 4 capsule al giorno
DELTA E: 6 capsule al giorno
OMEGA complex: 6 capsule al giorno
VITIGIN complex: 3 cucchiaini al giorno
CORNUS sanguinea (D1): 5 gocce 2 volte al giorno
Dieta alimentare: Ridurre le carni, le materie grasse, gli zuccheri. Smettere di fumare.

DIABETE

Antiossidanti: Vitamine A, E, C, B, zinco, drenanti, magnesio.
Consigli: DELTA A: 1 capsula al giorno
DELTA C: 3 capsule al giorno
DELTA E: 6 capsule al giorno
DELTA B: 4 capsule al giorno
MAG 2: 2 fiale al giorno
DRAINA COMPLEX: 3 cucchiaini al giorno

CANCRO

Antiossidanti: Vitamine A, E, C, B, selenio, drenanti
Minerali: zinco, magnesio, rame, Glutatione 200 mg, vitamina D3, flora intestinale
Consigli: BETACOMPLEX: 4 cucchiai al giorno
DRAINACOMPLEX: 3 cucchiaini al giorno
DELTA A: 2 capsule al giorno
DELTA E: 4 capsule al giorno
DELTA C: 6-8 capsule al giorno
DELTA B: 4 capsule al giorno
GLUTATIONE: 200 mg al giorno
2 litri d'acqua (pH < 6)
COMITRIS: 3 flaconi al giorno
Dieta: ridurre il sale, i grassi animali, l'alcol
Flora intestinale (BIO FLOR o PROBACTIOL IB): 2 fiale al giorno.

DEMINERALIZZAZIONE OSSEA

Antiossidanti: Vitamine A, E, C, B6, D3, K1
Minerali: zinco, magnesio, calcio
Esercizi fisici
Consigli: POLLINE FRESCO: 1 cucchiaio tutti i giorni
SUPERBIOMINE: 2 cucchiai al giorno
BETACOMPLEX: 3 cucchiai al giorno
DELTA B: 4 capsule al giorno
DELTA C: 4 capsule al giorno
DELTA E: 4 capsule al giorno

PERDITA DI MEMORIA E DISTURBI DELLE FUNZIONI MENTALI

Antiossidanti: A, E, C, selenio
Minerali: Fosforo, magnesio, Ginkgo biloba, L-metionina, colina, L-tirosina, vitamine B
Consigli: POLLINE FRESCO: 2 cucchiai al giorno
SUPERBIOTINE: 3 cucchiai al giorno
DELTA B: 4 capsule al giorno
DELTA C: 4 capsule al giorno
VITIGIN COMPLEX: 3 cucchiaini al giorno
POLLINE FRESCO: 1 cucchiaino al mattino

MORBO DI PARKINSON

Antiossidanti: Vitamine C, A, E, B, Ginkgo biloba
Consigli: DELTA E: 8 capsule al giorno
DELTA C: 4 capsule al giorno
DELTA B: 8 capsule al giorno
DELTA A: 2 capsule al giorno
VITIGIN COMPLEX: 4 cucchiaini al giorno

SIEROPOSITIVITA'

Antiossidanti: A, E, C, Selenio, olio di enotera, N-acetilcisteina 600 mg al giorno
Consigli: BETACOMPLEX: 4 cucchiai al giorno
DELTA A: 3 capsule al giorno
DELTA E: fino a 10 capsule al giorno
DELTA C: fino a 12 capsule al giorno
ALFA SULFUR: 4 capsule al giorno

SINDROME PREMESTRUALE

Evitare gli zuccheri rapidi, il caffè e tutti i prodotti contenenti caffeina. Evitare il sale, il cioccolato

Antiossidanti: OMEGA 3
MAGNESIO: 400 mg al giorno
SELENIO: 100 microg. Al giorno
VITAMINE A: 2000 UI al giorno
VITAMINA E: 600 mg al giorno
VITAMINA COMPLESSO B
Consigli: (Cura da iniziare 10 giorni prima della data del ciclo mestruale e da proseguire per 15 giorni)
OMEGA COMPLEX: 4 capsule al giorno
DELTA E: 6 capsule al giorno
DELTA B: 4 capsule al giorno
POLLINE FRESCO: 2 cucchiai al mattino
FLUXA COMPLEX: 2 cucchiai al giorno

Acidi grassi: Molecole che, associate ad un alcol, formano dei lipidi.
Acido desossiribonucleico (DNA): Materiale genetico della maggior parte degli organismi viventi e principale costituente dei cromosomi.
Acido docoesaenoico (DHA): Acido grasso poliinsaturo della famiglia OMEGA-3 fornito dal pesce grasso (tonno, salmone, aringa, ecc.).
Acido eicosapentenoico (EPA): Acido grasso poliinsaturo a lunga catena della famiglia OMEGA-3 fornito dal pesce grasso.
Acido lattico: Uno dei principali "rifiuti" derivante dalla contrazione muscolare, quindi dall'esercizio fisico.
Acido linoleico: Acido grasso poliinsaturo capofila della famiglia OMEGA-6 contenuto negli oli vegetali.
Acido ribonucleico (RNA): Ha il compito di trasmettere l'informazione genetica del DNA affinché possa servire da programma per la produzione delle proteine.
Adipociti: Cellule contenenti importanti riserve di grassi (lipidi).
Aerobia: Reazione chimica che necessita della presenza di ossigeno.
Alcalino: Che neutralizza l'acido.
Alimenti organici: Composti del carbonio, sintetizzati dagli esseri viventi.
Allergene: Sostanza in grado di provocare una reazione allergica.
Alzheimer (morbo di): Degenerazione progressiva del cervello accompagnata da perdita di memoria, disorientamento e disturbi mentali.
Aminoacidi: Piccole molecole, elementi di base delle proteine.
Anaerobie: Reazioni chimiche realizzate necessariamente in assenza di ossigeno.
Anticorpi: Proteine sintetizzate dall'organismo come reazione alla presenza di una molecola estranea. Sono dette anche immunoglobuline.
Antigeni: Sostanza che induce la sintesi di anticorpi, quindi l'attivazione della risposta immunitaria.
Astenia: Stato di affaticamento.
Ateroma: Deposito di grassi e di colesterolo ossidato in un'arteria con ispessimento della parete.

Adenosintrifosfato (ATP): molecola complessa che svolge la funzione di trasportatore di energia a livello cellulare.

Autoimmune (malattia): Indica una malattia nel corso della quale l'organismo produce degli anticorpi contro se stesso.

Caloria: Unità di energia che serve a misurare il valore energetico degli alimenti; si misura in kilocalorie (1 kcal = 1000 Cal.). È la quantità di calore necessaria per aumentare la temperatura di un grammo d'acqua da 14,4° a 15,5°.

Cancerogeno o Cancerigeno: Che può provocare un cancro.

Carenza: Privazione di una parte importante della dieta alimentare.

Carnitina: Molecola derivata dall'aminoacido lisina che permette il trasporto di acidi grassi attraverso la membrana dei mitocondri dove saranno bruciati per fornire energia.

Coagulazione: Insieme delle reazioni chimiche che conducono alla formazione di un grumo.

Coenzima: Sostanza necessaria al funzionamento di un sistema enzimatico. Si lega all'enzima per attivarlo.

Coenzima Q10: Anello della catena respiratoria necessario per la sintesi dell'energia nel mitocondrio. Potente antiossidante.

Colesterolo: Alcol complesso, componente di alcuni grassi, presente nelle cellule e nel sangue. Il suo eccesso è talvolta pericoloso.

Enzima: Proteina che facilita alcune reazioni di sintesi o di degradazione nell'organismo.

Farinacei: Alimenti ricchi di fecola contenenti zuccheri complessi (amido) che debbono essere tagliati da enzimi per essere assimilati. Assorbimento più o meno lento.

Fibra muscolare: Cellula allungata contrattile che caratterizza il tessuto muscolare.

Fibra vegetale: Alimento-zavorra in grado di favorire il transito dei cibi nel tubo digerente stimolando l'attività meccanica dell'intestino.

Flavonoidi: Classe di composti sintetizzati dalle piante.

Fruttosio: Zucchero semplice a basso indice glicemico.

Gene: Unità di base dell'eredità, costituente del cromosoma.

Glicemia: Contenuto in glucosio del sangue.

Glicogeno: Molecola complessa di glucidi, riserva di glucosio.

Glucidi: Composti organici che in più contengono carbonio, atomi di idrogeno e di ossigeno. Una delle due fonti energetiche della via aerobica.

Glucosio: Zucchero semplice, elemento di base dei glucidi. Assorbimento rapido.

Glutatione: Molecola composta da acido glutammico, cisteina e glicina, che possiede proprietà antiossidanti.

Idratazione: Apporto di acqua necessaria alle cellule.

Indice glicemico: Capacità di un alimento glucidico di aumentare il tasso di zucchero nel sangue.

Ione: Atomo o molecola dotato di carica elettrica perché ha perso o acquistato uno o più elettroni.

Lipide (corpo grasso): Composto organico insolubile in acqua, costituito da acidi grassi e alcol. substrato energetico della via aerobica.

Metabolismo: Insieme delle reazioni di sintesi (produzione dei nostri stessi costituenti) e di degradazione (all'origine dell'energia necessaria alle nostre cellule).

Mitocondri: Organuli sotto forma di granuli o bastoncelli. Sono i centri respiratori ed energetici delle nostre cellule.

Molecola: La più piccola frazione di un corpo chimico dotata di tute le proprietà di questo corpo e costituita da vari atomi.

Nutrimenti: Sostanze alimentari ottenute mediante digestione e direttamente assimilabili dalle cellule (glucidi, lipidi, protidi).

Oligoelementi: Metalli o metalloidi indispensabili a piccole dosi per il buon funzionamento dell'organismo.

Oncogeno: Che favorisce l'insorgere del cancro.

Parkinson (morbo di): Malattia cronica del sistema nervoso che si manifesta con tremori incontrollabili e rigidità muscolare.

Potassio: Elemento minerale indispensabile a numerosi processi metabolici cellulari, in particolare nella contrattilità muscolare.

Proteine: Sostanze organiche costituite da un numero variabile di aminoacidi.

Protidi: Molecole contenenti atomi di carbonio, ossigeno, idrogeno e azoto. Denominazione generica delle proteine.

Sintesi: Termine utilizzato in chimica o in fisiologia che significa "produzione di".

Sodio: Elemento minerale che svolge un ruolo importante in molti metabolismi cellulari (costituente del sale da cucina).

Spasmofilia: Malattia caratterizzata da spasmi o altre manifestazioni di ipereccitabilità nervosa, legata a un difetto di fissazione del calcio e del magnesio.

Transito: Percorso dei cibi nel tubo digerente.

VO max.: Volume massimo di ossigeno consumato da un organismo. È una misura fisiologica dell'energia.

Zuccheri complessi: Zuccheri a grandi molecole, formati da varie molecole di zuccheri semplici per la cui assimilazione è necessaria la suddivisione in frammenti più semplici; assorbimento lento.

Zuccheri semplici: Glucidi la cui molecola ha una struttura semplificata; sono direttamente assimilabili, quindi a rapido assorbimento.

Indice

Dott. LAGARDE Philippe
CENTRE SH Oncologie via dei Paceri 86 A, 47891 Falciano - Republica di San Marino - tel. 00378 909299 + 39 338 37 86 612 -

VERNES
Laboratoire de recherches biologiques 2 ter avenue de SEGUR -75007 - PARIS - France.

Bioelettronica di Vincent
Dott. FRANCESCHI via Longhi 21 - 20052 - MONZA - Italia

STP test (Heitan - Lagarde) Centre SH - RSM

CEIA
119 Boulevard Saint Michel - B - 1040 - BRUXELLES -

Polline fresco sotto azoto (Pollenergie La Grabère)
47450 HILAIRE DE LUSIGNAN -France.

SEROCYTOL
SAVEX PHARMA - CP 17 - CH - 1617 - REMAUFENS -
tl. + 41 21 948 99 80

A.I.NU.C. s.r.l. - Via Giovanni da Procida 18 - 00162 Roma
Tel. 06 44202694
BioNatural - Via G. Mingazzini 18 - 00162 Roma

BIOFLOR 1 –2 – 3 -
Prodotti della linea Delta e Complex (Vitacomplex)
Prodotti di fitoterapia
CITOTOXIC test
STP test (Heitan-Lagarde)
IDROCOLON

Plasma di QUINTON in farmacia

NAMED in farmacia

IMMUN AGE
MICROFLORANE
FITOTERAPIA E OMEOPATIA
VEGA
COMITRIS (I)

BIONUTRICS - 33/34 Quai de Rome - BE - 4000 - Liege (Belgique)

E 400 naturale
DESMODIUM
PROBIOTIC IB
CANDICID
COMITRIS (B e F)
ESKIMO 3-6-9
<u>Integratori alimentari</u>

VITACOMPLEX - Strada del Bargello 90 - 47891 - Dogana (RSM)

BETA complex
DRAINA complex
VITIGIN complex
FLUXA complex
ALFA SULFUR
ALFAGLUTATIONE
DELTA A, E, C, B
GAMMA complex (AD301)